Gabriel Mariñas

Jean-Yves Maigne

EL DOLOR DE ESPALDA

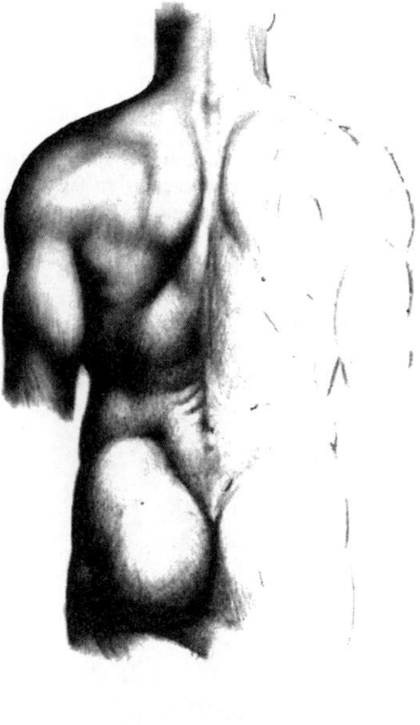

CONOCER

EDITORIAL PAIDOTRIBO

3ª Edición

Título original de la obra: Le mal de dos

Collection: Que sais-je?
PUF

Revisor: Dr. Mario Lloret

Editorial Paidotribo
Consejo de Ciento, 245 bis, 1º 1ª
08011 Barcelona
Tel. 93 323 35 05 – Fax. 93 453 50 33
http://www.paidotribo.com
E-mail: paidotribo@paidotribo.com

Tercera edición:
ISBN: 84-8019-194-5
Fotocomposición: Editor Service, S.L.
Diagonal, 299 – 08013 Barcelona
Impreso en España por A & M Gràfic

CAPÍTULO I

EL DOLOR DE ESPALDA EN LA ACTUALIDAD

I. Frecuencia de los dolores vertebrales

El dolor de espalda es una de las principales plagas de nuestro tiempo, hasta tal punto que se puede calificar como "la enfermedad del siglo" (R. Maigne). Actualmente se considera que entre el 60 y el 80% de los adultos han sufrido o sufrirán en algún momento de sus vidas algún tipo de dolor vertebral de manera que se puede atribuir a esta afección la dimensión de epidemia con un coste económico importante. Sin embargo, cabe preguntarse si el dolor de espalda es realmente más frecuente en nuestros días que en épocas anteriores o si en realidad simplemente se le concede una mayor atención y por tanto se refleja con una mayor precisión en los estudios estadísticos de las compañías de seguros. De cualquier manera la ausencia de datos cifrados hace muy difícil la comparación.

El concepto según el cual la irritación de la columna vertebral puede producir dolores en la espalda se mencionó por primera vez en una publicación médica del año 1828, sin embargo, los tratados de medicina de hace cincuenta años apenas hablan de esta enfermedad a excepción de la ciática. Por su parte, los libros de literatura contienen raras alusiones a esta enfermedad mientras que enfermedades como la gota o la sífilis aparecen en numerosas novelas. Hoy en día, las cosas han cambiado completamente y el dolor de espalda ocupa uno de los primeros lugares entre los temas tratados por las revistas científicas y es que en realidad ¿quién no tienen alguna vez dolor de espalda?

Sin embargo, y haciendo una observación más precisa, parece probable que hoy en día no sufrimos más dolores de espalda que antiguamente, podríamos decir que incluso menos, ya que entonces no se contaba con ningún tratamiento médico eficaz.

La escasa medicina de principios de siglo condujo a subestimar los dolores vertebrales, de hecho, en aquella época sólo se llamaba al médico en casos de extrema necesidad, para una enfermedad grave e incluso cuando ya la muerte parecía inminente y los dolores de espalda se consideraban como un "reumatismo" debido a la edad o como un mal menor del cual ni siquiera se hablaba. En cualquier caso, las costumbres de aquellos tiempos no eran, ni mucho menos, las ideales para evitar los dolores de espalda, sólo hemos de reflexionar un poco y pensar, por ejemplo, en los duros trabajos del campo que en aquella época se realizaban sin ningún tipo de ayuda mecánica y que por tanto suponían una enorme sobrecarga para la columna o bien el trabajo y las largas jornadas laborales de la recién nacida industria, sin olvidar la calidad de las camas, a las que actualmente concedemos tantísima importancia, y en las que posiblemente hoy no podríamos ni tan siquiera pasar una sola noche.

De hecho, nuestros antepasados ignoraban que el dolor de espalda es en realidad una enfermedad, y si en alguna ocasión se quejaban de molestias en la columna nunca acudían al médico sino al masajista, quien por su parte se dedicaba a situar en su lugar el "huesecillo que se había desplazado", la vértebra o el tendón que había "saltado" o bien el músculo "magullado", y todo hay que decirlo, consiguiendo excelentes resultados en la mayoría de los casos. No hemos de olvidar, sin embargo, que el dolor de espalda no estuvo considerado dentro de la disciplina médica durante muchísimo tiempo.

Al principio de los años ochenta, un médico escocés se trasladó a vivir al sultanato de Omán para encargarse del servicio hospitalario de aquel país, abriendo al mismo tiempo una consulta médica dedicada a las enfermedades de la espalda. Los habitantes de la zona le vaticinaron un futuro incierto ya que, según ellos, el dolor de espalda no existía en aquella sociedad aún muy primitiva, pero sin embargo, y muy al contrario, pudo comprobar que todo el mundo padecía dolores de espalda. También en Omán, la gente ignoraba que el dolor de espalda es una enfermedad que además podía ser la causa de inadaptación a determinados trabajos. Tras la apertura de la consulta especializada aprendieron a tener en cuenta esta importante enfermedad.

Las cifras de las que disponemos actualmente hablan por sí mismas: en los Estados Unidos, el número de personas impedidas o imposibilitadas físicamente debido a dolores de espalda ha aumentado 14 veces más rápidamente que la propia población desde 1956, un crecimiento mucho más elevado que el de cualquier otra enfermedad. Desde esa misma fecha, las indemnizaciones dispensadas por los organismos sociales norteamericanos debido a los dolores de espalda han aumentado en un 2700 %. La proporción de dolores cervicales y dorsales altos, frecuentes sobre todo en las mujeres jóvenes que ejercen un trabajo de despacho, es idéntica a la de mujeres trabajadoras y su persistencia (porcentaje de la población que sufre este tipo de dolor en un momento dado) es del 18 al 20%

Hoy en día, los enfermos sufren menos dolores que antiguamente pero, por el contrario, nos encontramos ante una proporción infinitamente mayor de solicitudes de cuidados especiales y por supuesto un mayor coste social. Podemos concluir que el dolor de espalda es definitivamente la enfermedad del siglo.

II. Coste social de los dolores vertebrales

Los gastos ocasionados por la cobertura social de los dolores vertebrales se ha convertido en una carga cada vez mayor para la colectividad. Como ejemplo podemos citar que en Francia más del 2% de la población acude al médico por motivos vertebrales y que sólo las lumbalgias representan el 20% de las causas de absentismo laboral por enfermedad y el 10% de los accidentes de trabajo (110.000 declaraciones al año), en resumen, 3,6 millones de jornadas de trabajo perdidas dentro del marco de los seguros de accidente laboral.

El coste global para la seguridad social (teniendo en cuenta también las devoluciones correspondientes a las aseguradoras médicas) es muy difícil de calcular. Podemos, sin embargo, realizar un cálculo aproximado sabiendo que las lumbalgias y las ciáticas representan aproximadamente el 50% de las actividades de los reumatólogos y si consideramos la devolución del importe de las consultas, el de las recetas de medicamentos, las radiografías (3,5 millones de exámenes radiológicos de la columna dorsal y lumbar son realizados cada año), los escáneres y resonancias magnéticas y finalmente los tratamientos paralelos (1,1 millones de prescripciones de sesiones de reeducación cada año sólo para las lumbalgias representan casi la mitad de la actividad de los kinesiterapeutas), llegamos a la cifra total de 160.000 millones de pesetas (datos del año 1990) sin tener en cuenta las curas termales, pruebas biológicas, transportes sanitarios, gastos de hospitalización ni tampoco el precio de las intervenciones quirúrgicas. Esta cifra obtenida en base a datos de la seguridad social francesa es comparativamente idéntica a las del resto de los países europeos e incluso de Estados Unidos.

La osteoporosis vertebral vendrá a engrosar esta cifra en los próximos años debido al aumento de la duración de la vida, tanto por el coste de su tratamiento como por el de su prevención (a la edad de 70 años, el 25% de las mujeres padecen asiento vertebral mientras que a los 80 la proporción alcanza el 80%).

Los gastos ocasionados por los dolores cervicales y de la parte alta de la espalda no se conocen con la misma precisión, pero aunque no son la principal causa de absentismo laboral, sí producen un enorme coste en consultas y sesiones de reeducación.

III. Diferencias ante los dolores vertebrales

1. Diferencias según los factores psicológicos y sociales. El dolor de espalda puede afectar a todo el mundo pero existe una gran diferencia en lo que a la gravedad se refiere. Las tres cuartas partes de los gastos producidos por esta enfermedad son monopolizadas por entre un 5 y un 10% de pacientes en los cuales los factores psicosociales juegan un papel mucho más importante que el representado por los factores propiamente mecánicos. De hecho es sorprendente el contraste existente entre la lesión real y la gravedad de los dolores padecidos que en la práctica les impiden llevar una vida profesional y social normal e incluso a veces ni tan siquiera desarrollar la más mínima actividad, situación que a su vez provoca un malestar imposible de calibrar en términos monetarios. Numerosos estudios coinciden en apuntar que un bajo nivel social, estudios escasos o inexistentes, un trabajo poco considerado o que no aporte satisfacciones, las malas relaciones con los compañeros e incluso un paro laboral demasiado prolongado (más de tres meses) debido a un dolor vertebral, representan los elementos más perjudiciales para la posterior evolución del paciente. Las sociedades modernas son muy duras para los más débiles y, en este sentido, el dolor de espalda es una enfermedad propia de nuestros días.

2. Diferencias según el sexo. La lumbalgia es tan frecuente en el hombre como en la mujer, sin embargo, respecto a otros dolores vertebrales la predominancia femenina es clara. Éste el caso de la osteoporosis posmenopáusica, o los dolores cérvico-dorsales que se proyectan entre los omóplatos, los dolores de cabeza procedentes de la columna cervical y los dolores del coxis. Por el contrario, los hombres padecen mucho más de ciática que las mujeres (60% frente al 40%).

Los niños tampoco están exentos de esta enfermedad, al menos el 25% han padecido alguna vez dolor de espalda, curiosamente principalmente en aquellos que suelen ver demasiada televisión, de entre los cuales el 5% presenta una afección severa con un pico de frecuencia en los 13 años.

3. Diferencias según el origen racial. Se puede decir que la raza negra presenta una cierta ventaja frente al resto de las razas en cuanto a los dolores de espalda se refiere. En efecto, es sobradamente conocido que la densidad ósea es mayor en los individuos de raza negra de forma que la osteoporosis vertebral es prácticamente inexistente. Por otra parte, a partir de la estadísticas procedentes de África del Sur o de los Estados Unidos y comparando a blancos y negros, parece ser que las hernias discales son también mucho menos frecuentes en estos últimos, además la permanencia de las lumbalgias en la población adulta de los Estados Unidos es del 14,2% en los blancos y del 11,4% en los negros, de lo cual se podría concluir el papel protector de la hiperlordosis lumbar propia de la raza negra. Por último, y siguiendo con los Estados Unidos, los quiroprácticos y los osteópatas, los facultativos de base para el dolor de espalda en este país que carece de médicos especializados para esa enfermedad, atienden un mayor número de personas blancas que de personas negras (en relación con la ratio de población) sin olvidar que además no existe ninguna otra diferencia notable para la mayoría del resto de enfermedades. Sin embargo se hace difícil relacionar las diferencias existentes para el dolor de espalda solamente con el origen étnico, evidentemente se han de tener en cuenta las diferencias en la forma de vida que al igual que en el pasado son susceptibles de intervenir como causa de la enfermedad.

El dolor de espalda pertenece a todos los tiempos y a todas la épocas, sin embargo, ser tenido en cuenta tanto médica como socialmente ha modificado profundamente la manera en que ahora lo percibimos y llegado el caso también la forma en que lo padecemos.

CAPÍTULO II

ANATOMÍA VERTEBRAL

Comprender los dolores vertebrales significa comprender primero la anatomía y los puntos débiles de la columna vertebral así como observar los nervios que la hacen sensible, en resumen, implica estudiar paso a paso su proceso de envejecimiento. En realidad es su propia estructura, determinada por nuestra condición de bípedos, la que la expone a los dolores de espalda.

I. Las curvaturas raquídeas

Vista de perfil, la columna presenta una serie de curvaturas alternadas: una lordosis cervical[1] (la concavidad mira hacia atrás), una cifosis torácica (la concavidad mira hacia delante) y una lordosis lumbar (fig. 1) que proporcionan flexibilidad al mismo tiempo que amortiguan los golpes y aumentan la resistencia mecánica. Estas curvaturas no existen más que en el ser humano y constituyen la prueba evidente de nuestra adaptación a la posición bípeda.

- La lordosis cervical aparece en el lactante desde el momento en que empieza a levantar la cabeza y comienza a sostenerla sin ayuda. Corresponde a una primera curvatura de enderezamiento que mantiene horizontal el plano de la mirada.

1. Cervical: referente al cuello. Cerebral: referente al cerebro.

- Más tarde aparece la lordosis lumbar a partir de la adquisición de la posición derecha. La verticalización exige, en efecto, un balanceo de la pelvis completado por un enderezamiento simultáneo de la columna lumbar.
- La cifosis torácica permite un importante volumen intratorácico para ser ocupado por los pulmones y el corazón en particular y existe desde el momento del nacimiento.
- Finalmente, la concavidad del sacro aumenta el volumen de la excavación pelviana.

II. La vértebra tipo y sus variaciones

1. 24 vértebras móviles. La columna cervical está formada por 7 vértebras numeradas de arriba a abajo mediante los símbolos C1 a C7, la columna torácica (o dorsal) 12 (T1 a T12) cada una de las cuales sostiene a un par de costillas y, finalmente, la columna lumbar contiene 5 vértebras (L1 a L5), es decir, en total 24 vértebras móviles tras las cuales se continúa el sacro, formado por 5 vértebras soldadas entre sí, que se inserta como una cuña entre las dos crestas ilíacas de la pelvis a las cuales se une a través de las articulaciones sacro-ilíacas. El coxis, reliquia de la cola de los mamíferos, está formado por entre una y tres minúsculas piezas óseas.

2. La vértebra tipo. Las vértebras están formadas a partir de un modelo único, la "vértebra tipo" (fig. 2). La parte anterior de esta vértebra se denomina cuerpo vertebral, rodeado en su parte superior e inferior por los discos vertebrales; la parte posterior se prolonga en

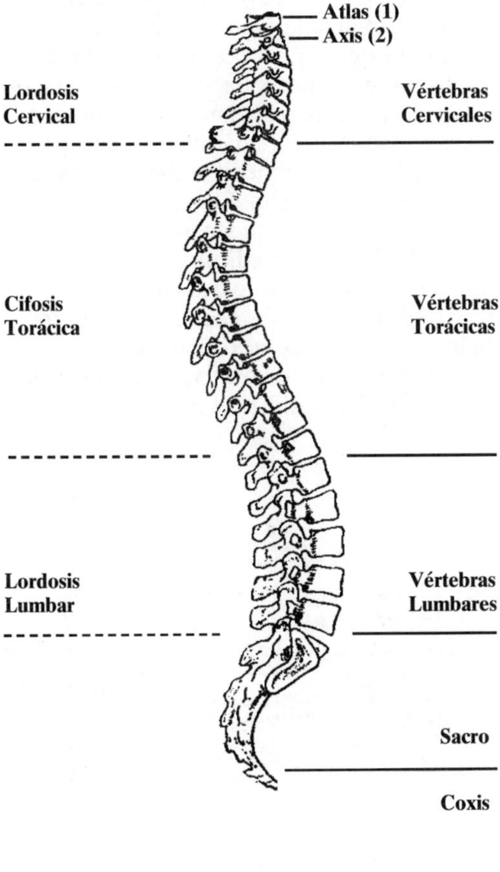

Figura 1: *Columna vertebral vista de perfil.*

un arco óseo en forma de herradura denominado arco posterior que presenta unas prominencias óseas llamadas apófisis entre las cuales distinguimos: hacia atrás, la apófisis espinosa palpable bajo la piel y de la cual se deriva el nombre de "espina dorsal" que a veces se le adjudica a la columna; hacia los lados, las dos apófisis transversas y las apófisis articulares posteriores se dirigen una hacia arriba y la otra hacia abajo uniendo cada una de las vértebras a su inmediata siguiente asegurando así una perfecta movilidad. La parte del arco posterior a través de la cual éste queda unido al cuerpo vertebral recibe el nombre de pedículo y la que une a este último con la espinosa constituye la lámina.

El arco posterior y la parte posterior del cuerpo vertebral delimitan un anillo óseo denominado *foramen* vertebral (*foramen* significa orificio. La nomenclatura anatómica internacional utiliza el término latino) que a

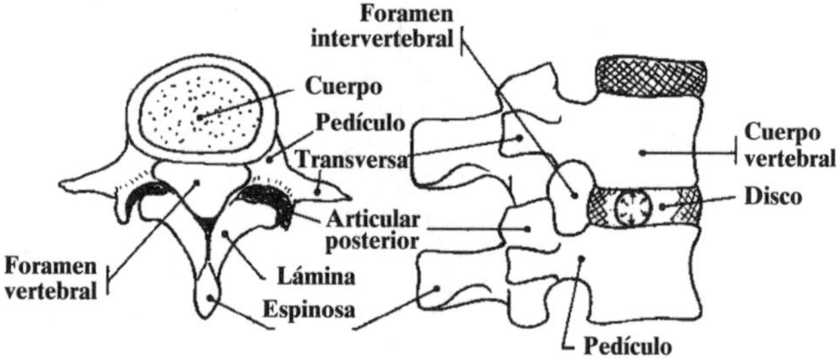

Figura 2: *Izquierda: vista superior; derecha: vista lateral derecha.*

lo largo de las vértebras va constituyendo lo que conocemos como canal vertebral dentro del cual circulan la médula espinal y las raíces nerviosas que de ella se prolongan.

El espacio comprendido entre los pedículos de dos vértebras contiguas se denomina *foramen* intervertebral u orificio de conjugación que se presenta a cada lado de la vértebra permitiendo el paso a la raíz nerviosa correspondiente y a los vasos sanguíneos que la acompañan. Tanto en el *foramen* como en su parte interna, estas raíces nerviosas pueden encontrarse comprimidas dando lugar a los dolores denominados radiculares (ciática por ejemplo).

III. Los mecanismos de unión entre dos vértebras

1. El disco intervertebral. Es una estructura sorprendente, única en el organismo por su constitución y sus propiedades mecánicas así como por presentar una ausencia total de vascularización. Interpuesto entre los cuerpos vertebrales de dos vértebras contiguas, el disco está formado por un anillo fibroso periférico que se adhiere a una placas cartilaginosas y a un nódulo central.

A) El anillo fibroso o *anulus* está formado por entre 25 y 40 láminas dispuestas de forma concéntrica compuestas por fibras de colágeno agrupadas en fascículos que se dirigen de un anillo vertebral a otro oblicuamente formando un ángulo de, aproximadamente, 30° y que cambia de sentido de una vértebra a la siguiente. Estas fibras se adhieren sólidamente a las placas cartilaginosas que tapizan los discos vertebrales penetrándolos, de manera que la estructura del *anulus* puede considerarse como la de un ligamento voluminoso, aunque, contrariamente al resto de los ligamentos, estas fibras no se disponen ni de forma paralela ni rectilínea sino entrecruzadas y plegadas, así, cuando son puestas en tensión mediante fuerzas provenientes del nódulo, pueden desplegarse y modificar su ángulo de orientación. La presencia de un 10% de fibras elásticas en el *anulus* refuerza todavía más su capacidad elástica permitiéndole asegurar una doble función de amortiguación y de contención intervertebral.

B) El *anulus* encierra un nódulo central o *nucleus pulposus*, constituido por una sustancia gelatiniforme hidrófila (más de un 70% de agua) bajo tensión, debida a la presencia de unas moléculas complejas, los proteoglicanos, que poseen una gran afinidad por el agua. El *nucleus* al encontrarse inmerso en un espacio muy poco extensible (el enrejado fibroso del *anulus)* posee una presión interna positiva que separa las vértebras entre sí y tensa las fibras del *anulus* evitando así una relajación que podría resultar perjudicial. Ciertamente es un verdadero resorte colocado entre dos vértebras que sólo el peso del cuerpo es capaz de contrarrestar, de hecho, si suponemos la posibilidad de pasar un día en una atmósfera ingrávida, el aumento de la estatura puede alcanzar hasta 5 cm. Por el contrario, el efecto de aplastamiento que el *nucleus* sufre en el transcurso de la vida cotidiana le provocan un pérdida de agua (y también un poco de altura) cada día que después recuperará durante la noche cuando nos encontramos en posición estirada. En realidad, cuando nos vamos a acostar somos siempre un poco más bajitos, unos 10 o 15 mm aproximadamente (algo menos en los individuos jóvenes).

C) Las placas cartilaginosas se adhieren a los discos vertebrales y proporcionan un punto de inserción a las fibras del *anulus*. En los niños, estas placas se encuentran perforadas por vasos sanguíneos que más tarde desaparecen en el adulto, dejando unos orificios vacíos que permiten el contacto entre el *anulus* y la médula ósea vertebral.[2] Estos puntos de contacto ocupan el 20% de su superficie y permiten un aporte de metabolitos nutritivos tanto por difusión directa como en algunas ocasiones por movimientos de acercamiento y separación de los discos vertebrales que actúan a manera de bomba de succión, una de las razones por las cuales caminar puede aliviar determinados dolores lumbares, ya que el movimiento implica los procesos de acercamiento y separación entre las vértebras.

2. Las apófisis articulares posteriores (fig 3). Las articulares posteriores unen los arcos posteriores entre sí pero su función es diferente a la del disco, ya que según su orientación, variable según el nivel de la columna que se considere, permiten o impiden determinados movimientos intervertebrales. Las superficies de contacto de las apófisis articulares posteriores están cubiertas de cartílago y llevan asociada una cápsula.

- En la zona cervical, se sitúan inclinadas a 60º sobre la horizontal, y permiten los tres movimientos fundamentales (flexión/extensión, lateroflexión y rotación) y descargan los discos al oponer resistencia a las fuerzas de compresión.
- En la zona torácica, su disposición frontal favorecería la rotación si el carácter rígido y poco deformable de la caja torácica no limitara considerablemente su am-

2. No confundir médula espinal, estructura nerviosa y médula ósea, tejido que fabrica células sanguíneas.

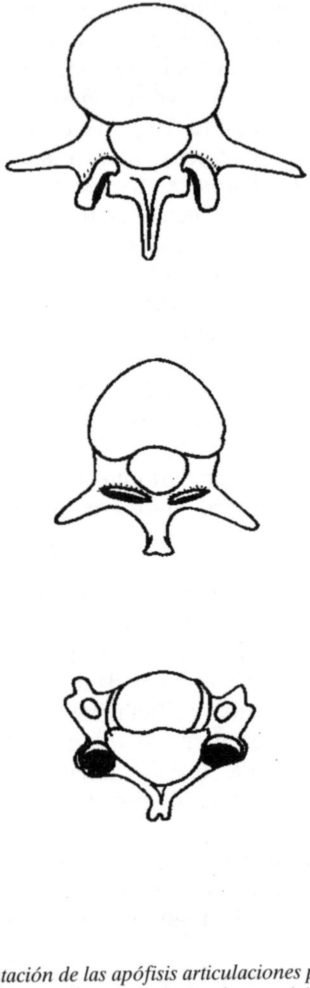

Figura 3: *Orientación de las apófisis articulaciones posteriores según el tipo de vértebra. De arriba a abajo: lumbar, torácica, cervical.*

plitud. Sólo las dos últimas vértebras torácicas escapan de esta regla puesto que las costillas asociadas son "flotantes", es decir, no se encuentran unidas ni al esternón, por delante, ni a las transversas por detrás, de manera que el 80% de la rotación del tronco se encuentra concentrada a este nivel.

- En la zona lumbar, su disposición sagital[3] limita considerablemente la rotación de las vértebras, asegurando una cierta protección de los discos. En efecto, la rotación ejerce un efecto de tijera sobre estos últimos que puede, a la larga, reducir sus capacidades mecánicas. En esta zona sólo es posible un movimiento de flexión/extensión y de inflexión lateral.

3. Los ligamentos intervertebrales (fig. 4). Por delante del cuerpo vertebral, el ligamento vertebral común anterior, muy sólido, se extiende desde la base del cráneo al sacro, insertándose esencialmente sobre el hueso y no sobre el disco. Su homólogo posterior, el ligamento vertebral común posterior se extiende también desde la base del cráneo al sacro, pasando por detrás de los cuerpos vertebrales e insertándose sobre la cara posterior de los discos, de manera que sus fibras no pueden distinguirse de las propias de la parte posterior del *anulus*. Por otra parte, su grosor disminuye a medida que se acerca a la zona lumbar, en la cual su función mecánica es prácticamente nula. El ligamento amarillo, que recibe este nombre debido a la gran cantidad de fibras elásticas que contiene, se extiende de una lámina a otra rellenando los espacios interlaminares. En una posición más posterior, el ligamento interespinoso impide una separación excesiva de las apófi-

3. Situada en un plano vertical antero posterior.

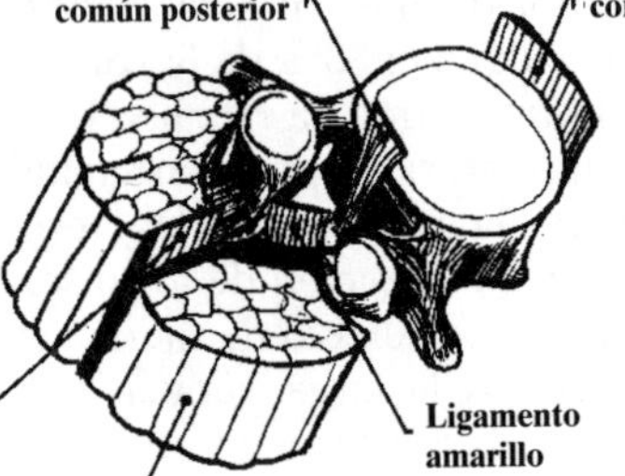

Figura 4: *Ligamentos y músculos vertebrales (vértebra lumbar).*

sis espinosas durante los movimientos de flexión. Finalmente, un sólido y complejo sistema ligamentoso une la cabeza a las dos primeras vértebras cervicales, pero al no intervenir en los dolores vertebrales comunes, se escapa del tema de nuestro libro.

4. Los músculos vertebrales. Los músculos mantienen la columna en posición erguida y permiten su movimiento en los tres planos del espacio. Los anatomistas distinguen dos sistemas musculares, de los cuales, el primero, situado por delante de las vértebras, está representado por el músculo psoas que se inserta sobre las vértebras lumbares y se extiende hasta la cadera y por un músculo cervical delgado y débil. El segundo, situado en la parte posterior, es mucho más complejo, gracias a él nos mantenemos derechos, y forma una cadena muscular continua desde el cráneo hasta el sacro.

Los músculos más gruesos se sitúan en la parte inferior, manteniendo la lordosis lumbar y enderezando la totalidad de la columna. Uno de ellos es profundo, el *multifidus* ("separado en fascículos"), y se extiende desde cada espinosa hasta las transversas de la tercera o cuarta vértebra subyacente adoptando una disposición en abanico que se repite a cada nivel. La otra superficial y visible bajo la piel a cada lado de la línea de las apófisis espinosas se denomina erector de la columna y se inserta sobre el sacro y la parte interna de las crestas ilíacas, apoyándose muy por detrás de la columna debido a lo cual posee una potencia considerable.

Este sistema se continúa a nivel torácico, aunque no tan desarrollado y después a nivel del cuello donde su organización es mucho más compleja, ya que los músculos cervicales, además de mantener la columna, deben asegurar la sujeción parcial de la cintura escapular (hombros) y la movilidad de la cabeza. Estos músculos son muy gruesos, hasta el punto que las vértebras cervicales se encuentran más cercanas a la parte anterior del cuello que a la posterior. Más adelante podremos comprobar que las contracciones musculares a este nivel representan una parte importante de las cervicalgias.

5. El concepto de segmento móvil vertebral. El conjunto de los elementos que unen dos vértebras entre sí, el disco, las dos apófisis articulares posteriores y los ligamentos, recibe el nombre de segmento móvil vertebral, en oposición a la parte fija formada por la vértebra propiamente dicha, de manera que la columna vertebral queda constituida como una alternancia de segmentos móviles y de segmentos fijos. Podemos considerar que la casi totalidad de las patologías vertebrales comunes se deben a lesiones en el segmento móvil al que podemos asociar los músculos paravertebrales y sus nervios correspondientes que forman lo que conocemos como unidad funcional vertebral. El segmento móvil y la unidad funcional vertebral subrayan la interrelación existente entre los diferentes elementos de la columna. Finalmente, una vértebra y su disco constituyen un nivel vertebral.

IV. Consideraciones sobre las regiones de unión

La transición entre las zonas cervical, torácica y lumbar no es brusca sino que generalmente se realiza a lo largo de dos niveles en los cuales las vértebras adquieren una forma intermedia constituyendo lo que conocemos como región de unión o charnela. Así, al igual que un segmento móvil se intercala entre dos vértebras, una charnela separa dos porciones de la columna.

Las vértebras que constituyen una charnela suelen presentar diferencias entre los individuos. Estas variaciones pueden demostrarnos que la naturaleza no se muestra muy segura en cuanto a la forma definitiva de estas vértebras y a la vez constituyen una caso único en anatomía que hace que nos planteemos la probable inexistencia de una solución ideal y estándar frente a las exigencias que nos impone la posición erecta.

Sin embargo, estas charnelas no sólo constituyen una curiosidad anatómica sino que su importancia clínica es considerable. En efecto, a nivel de las charnelas, la movilidad y la tensión vertebrales son máximos, además suelen padecer una degeneración precoz y sus segmentos móviles son el origen de la mayoría de los dolores vertebrales más comunes.

1. La charnela cérvico-occipital está compuesta por el hueso occipital, la C1 (Atlas) y la C2 (Axis). La articulación C1-C2 concentra los dos tercios de la rotación del cuello.

2. La charnela cérvico-torácica está marcada por la aparición de las costillas y por el paso de una zona de gran movilidad (C5-C6 sobre todo, donde aparecen por esta razón las primeras manifestaciones de artrosis cervical) a una zona de movilidad muy reducida, la columna torácica.

3. La charnela torácico-lumbar comprende la T11 y la T12 y concentra el 80% de la movilidad rotatoria del tronco.

4. La charnela lumbo-sacra comprende tres vértebras, la L4, la L5 y la S1 cuya morfología determina la lordosis lumbar. Las tensiones vertebrales debidas al enderezamiento alcanzan aquí su grado máximo.

V. Los nervios raquídeos (fig. 5)

1. De la médula espinal nacen en cada nivel vertebral y a ambos lados dos raíces nerviosas una anterior y motriz y otra posterior y sensitiva. La raíz posterior presenta un engrosamiento distal llamado ganglio espinal y se une a la raíz anterior en el *foramen* intervertebral para formar un nervio raquídeo. Los nervios raquídeos son 30 pares de los cuales ocho nacen de la región cervical (el primero por encima de la C1 y el último por debajo de la C7), doce de la torácica, cinco de la lumbar y cinco de la sacra. A poca distancia de la columna, cada nervio raquídeo se divide en dos ramas desiguales, la rama ventral (o anterior) voluminosa, y la rama dorsal (o rama posterior) claramente más fina. Al mismo tiempo, cada uno de ellos se une a su homólogo subyacente mediante una pequeña anastomosis y emite una rama colateral de gran importancia en el campo de los dolores vertebrales, el nervio senovertebral.

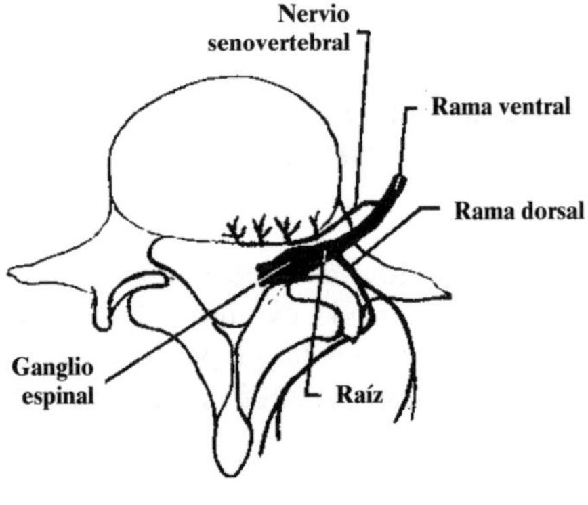

Figura 5: *Inervación vertebral.*

2. Las ramas ventrales constituyen nervios mixtos (motores y sensitivos al mismo tiempo). Estos nervios se anastomosan entre ellos para formar los plexos, así, tenemos el plexo cervical superficial entre C1 y C4 (inerva la región del cuello) y el plexo braquial entre

C5 y C8 (inerva el miembro superior a través de los nervios radial, cubital y mediano). Los nervios intercostales que nacen de T1 y T2 permanecen independientes y entre L1 y S1 forman el plexo lumbosacro, origen de los tres grandes nervios del miembro inferior, el obturador, el crural y el ciático.

3. El nervio senovertebral nace de dos raíces. Una de ellas procede de la rama ventral, aproximadamente 1 cm después de su salida del *foramen*, la otra de la cadena nerviosa simpática que avanza por delante de la columna (el sistema simpático pertenece al sistema nervioso vegetativo). Este nervio constituido de esta manera, se dirige a contracorriente hacia el *foramen* en el cual penetra inervando en cada nivel vertebral, la parte posterior del disco y el ligamento vertebral común posterior, estructuras implicadas todas ellas en los dolores vertebrales.

4. Las ramas dorsales, o ramas posteriores se dirigen hacia atrás y se dividen al cabo de algunos milímetros de recorrido en dos ramas, interna y externa. La rama interna se desplaza en contacto con las articulares posteriores a las cuales inerva y después continúan hacia la extremidad de la apófisis espinosa tras lo cual se dirigen hacia los músculos. La rama externa es mucho más lateral, su trayectoria se dibuja más oblicua y hacia la parte inferior e inervan las parte lateral de los músculos espinosos. Las ramas posteriores (excepto la de C1) son también de extensión cutánea, desde el vértex (parte alta del cráneo) hasta el sacro, siendo las responsables de esta inervación las ramas internas desde C2 hasta T6 y las ramas externas a partir de esta última. Las ramas posteriores correspondientes a los plexos braquial y lumbar (es decir de C6 a C8/T1 y de L2 a L5) no poseen extensión cutánea, como si la aparición de los miembros durante el crecimiento intrauterino hubiera utilizado la totalidad de las neuronas sensitivas sin dejar ni una sola terminación para la espalda.

VI. La médula espinal y la cola de caballo

La médula espinal termina en L1 de manera que los nervios lumbares y sacros que nacen a partir de T11, T12 y L1 recorren un largo trayecto intervertebral antes de alcanzar los orificios de conjugación a través de los cuales se alejarán de la columna. En el transcurso de este trayecto, todos estos nervios avanzan agrupados y reciben el nombre de cola de caballo, que a cada nivel lumbar y sacro pierde un par de su conjunto de nervios. La médula espinal, la cola de caballo y los nervios raquídeos durante su trayecto intervertebral están rodeados por las meninges, de las cuales, la piamadre y la aracnoides se encuentran separadas de la duramadre, periférica, mediante el líquido céfalorraquídeo (LCR) de doble función, por una parte, amortiguadora y, por otra, de transporte de elementos nutritivos (este líquido puede ser extraído mediante una punción lumbar), a su vez, la duramadre se encuentra separada del canal vertebral por el espacio epidural. La inyección de un medicamento en el interior de este espacio se denomina infiltración epidural, muy interesante puesto que el medicamento entra en contacto con los discos y las raíces. Por otra parte si la inyección está compuesta por una gran cantidad de anestésico, se obtiene un anestesia peridural que puede utilizarse durante el parto.

Capítulo III

EL ENVEJECIMIENTO DE LA COLUMNA

La columna vertebral, no es una estructura inmóvil sino un órgano vivo que se modifica con el tiempo, que envejece. En este envejecimiento se ha querido ver una de las grandes causas de los dolores raquídeos, pero, paradójicamente, las personas mayores, cuyas columnas suelen encontrarse en mal estado, sufren relativamente poco de dolores de espalda mientras que la franja de edad más expuesta a ellos es la comprendida entre los 30 y los 50 años. De hecho, el paralelismo entre el estado anatómico de la columna y el dolor es prácticamente nulo. La evidencia demuestra que una lesión muy evolucionada apenas provoca dolor mientras que lesiones mínimas pueden resultar insoportables y se encuentran tantos discos "pinzados" en las radiografías de lumbalgias y cervicalgias como en aquellos individuos que jamás han sufrido de la espalda, lo que significa que en realidad se ignora el porqué una lesión degenerativa puede de repente generar dolor. Es aquí donde reside el auténtico eslabón perdido del dolor de espalda.

I. El envejecimiento del disco intervertebral

Hemos visto en el capítulo anterior que el disco está compuesto por un anillo fibroso que rodea un nódulo gelatinoso hidrófilo compuesto a su vez por sustancias proteínicas que atraen y retienen el agua, los proteoglicanos. Debido a esta retención de agua, su presión es positiva y tiende, bajo los efectos de la hinchazón, a separar las vértebras entre sí.

1. En los niños, el disco es muy rico en agua y su estructura muy gelatinosa. Este disco tan gelatinoso se hace cada vez más fibroso, adaptándose así al crecimiento de la columna y al aumento de las exigencias del peso en particular. Por otra parte, su sistema vascular, diferente del adulto, está formado por pequeños vasos sanguíneos que provienen de los discos vertebrales y terminan en la placa cartilaginosa que tapiza estos últimos alcanzando también la inmediata proximidad del *nucleus* que se nutre fácilmente por empapamiento. Por otra parte, la síntesis de proteoglicanos, que a esta edad alcanza niveles importantes, descenderá considerablemente desde la infancia hasta los 30 años edad a partir de la cual permanecerá estable. Con los años, esta placa cartilaginosa cambia de estructura, se osifica parcialmente y acaba impidiendo el paso de los vasos sanguíneos por lo que el aporte nutritivo del *nucleus* disminuye al mismo tiempo que sus posibilidades de adaptación y de regeneración.

2. En la edad adulta, el disco sufrirá un proceso de degeneración más o menos importante según los individuos. Su envejecimiento es muy irregular, de manera que podemos encontrar determinados discos alterados ya a partir de los 30 años y otros que permanecen intactos a la edad de 70 años. Esta degeneración afecta tanto al *nucleus* como al *anulus* y es más precoz en el hombre que en la mujer, probablemente porque los discos masculinos son más grandes (y por tanto peor nutridos) y soportan un peso mayor. En conjunto, los segmentos de mayor movilidad (últimos discos cervicales y lumbares) son los más afectados.

A) *El desgaste del "nucleus"* se traduce en una disminución de las tasas de proteoglicanos y, por tanto, en una deshidratación progresiva que en un principio se caracteriza por una rápida deshidratación diurna con recuperación nocturna hasta que finalmente la pérdida de agua se hace permanente. Su presión interna (presión intradiscal) disminuye de manera proporcional a su grado de degeneración y al mismo tiempo que el disco pierde contenido en agua, también pierde poco a poco sus propiedades elásticas hundiéndose como un neumático deshinchado. En estas condiciones, el espacio intervertebral se pinza, produciendo lo que llamamos en radiología una discopatía degenerativa a la que se asocia un engrosamiento circunferencial del anillo debido al acercamiento de los discos vertebrales que alcanzará mayores proporciones al aumentar el pinzamiento. Este engrosamiento, denominado todavía protrusión discal, no debe confundirse con la hernia discal en la cual interviene el *anulus.* La pérdida de elasticidad del nódulo tiene otras consecuencias, así, la transmisión de la tensión entre un cuerpo vertebral y otro se modifica debido a que las líneas de fuera que pasaban por el cuerpo vertebral para converger sobre el *nucleus* que las dispersaba a su alrededor, adoptan una trayectoria diferente a través de la periferia de las vértebras que conlleva un remodelado óseo de los anillos vertebrales con aparición de osteofitos que tienden a aumentar la superficie. Estos osteofitos corresponden a lo que vulgarmente se conoce como "pico de loro", denominación técnicamente incorrecta ya que los osteofitos no forman un pico sino un collarín alrededor de la vértebra.

B) *El desgaste del anillo fibroso* se caracteriza por la aparición de fisuras que se traducen en una ruptura localizada en el seno de las fibras de colágeno que constituyen el *anulus* y que muy probablemente son la consecuencia de tensiones mecánicas demasiado intensas o continuadas. Las tensiones de torsión asociadas a una anteroflexión son las más peligrosas ya que pueden llegar a distendir directamente las fibras anulares o romperlas a través de un aumento brusco de presión del nódulo cuando se lleva a cabo un falso movimiento. En estos casos, los discos más afectados son los correspondientes a las últimas vértebras lumbares.

Sin embargo, este desgaste no se trata solamente de un fenómeno puramente mecánico. Estudios recientes han demostrado que los discos degenerados contenían una elevada proporción de enzimas degradadoras del colágeno en comparación con las encontradas en los discos sanos. Estas enzimas son activadas por una serie de mediadores químicos segregados por las células sanguíneas o por las propias fibras nerviosas.

Las fisuras que aparecen en el anillo fibroso no se disponen al azar sino que aparentemente las primeras en aparecer (hacia la edad de 20 a 30 años) son unas pequeñísimas lesiones situadas en la parte periférica del anillo, en la zona de contacto de los anillos vertebrales. Estas fisuras mínimas debilitarían las propiedades mecánicas del disco y favorecerían la aparición de fisuras más importantes, unas de disposición concéntrica (entre las lamelas y el *anulus*) y otras de disposición radial (por ruptura de las lamelas) cuya presencia se detecta a partir de los 30 o 40 años y que constituyen la manifestación más clara de la degeneración discal. Las partes más afectadas del anillo son las zonas posterolaterales, es decir, las menos profundas y más delgadas.

Las consecuencias de estas fisuras son múltiples:

- La aparición de las fisuras pone en marcha un proceso de cicatrización que se inicia con la invasión de las citadas fisuras por una serie de nuevos vasos sanguíneos y un tejido de granulación, al mismo tiempo que la vascularización del disco vertebral se incrementa aumentando el aporte de nutrientes. Sin embargo, este proceso es insuficiente, en particular a nivel de la parte más interna del anillo y la cicatrización es sólo parcial. Como consecuencia, el anillo pierde solidez, primero de forma moderada para después aumentar progresivamente a medida que las fisuras se multiplican.
- Cuando una fisura radial es suficientemente larga como para alcanzar el *nucleus,* una parte de este último puede quedar afectada y constituir una hernia discal. En este caso, no es necesario que el nivel de deshidratación sea demasiado elevado, de ahí, la mayor frecuencia de hernias discales en las personas jóvenes.
- Finalmente, la fragilidad del anillo puede originar una inestabilidad del disco caracterizada por la presencia de movimientos anormales entre dos vértebras y que puede compararse con la debilidad articular tras esguinces sucesivos. Sabemos que un esguince es una elongación o una distensión del ligamento y que en casos de recaída se traduce en una distensión permanente de los ligamentos afectados. El proceso es idéntico en el caso del disco y la inestabilidad permanente puede ser la causa de determinados dolores vertebrales además de intervenir en los procesos de aparición de osteofitos que pueden restablecer el segmento afectado formado una especie de puente óseo intervertebral. Este proceso de restablecimiento podría

explicar el hecho de que las personas mayores sufran menos dolores de espalda que los adultos jóvenes.

C) *¿Cómo se inicia la degeneración discal?* – Experimentalmente podemos provocar una degeneración mediante una incisión practicada con un bisturí. Por otra parte, desgarros similares del *anulus* pueden ser también provocados sometiendo a la columna de un esqueleto a compresiones axiales repetidas combinadas con una posición en ligera flexión y rotación. La deshidratación del *nucleus* aparecerá como un fenómeno secundario a estas fisuras.

Podemos concluir que es el *anulus* quien asegura la mayor parte de las funciones mecánicas del disco y es precisamente el *anulus* quien se ve dañado cuando descuidamos nuestra espalda. Sin embargo, hemos de tener presente que actualmente no podemos separar, en este proceso de envejecimiento discal, la fisiología de la patología y que los discos degenerados a menudo permanecen ocultos aunque, inversamente, un aspecto radiológico normal no descarta una degeneración incipiente.

II. Envejecimiento de las apófisis articulares posteriores

Como para todas las articulaciones del organismo el envejecimiento de las apófisis articulares posteriores aumenta en función de la importancia de las tensiones a los cuales se ven sometidas. Las afecciones de esta parte de la columna pueden ser el desarrollo de una artrosis o el pinzamiento y ulceración del cartílago. El hueso subcondral (sobre el cual se apoya el cartílago) sufre microfracturas y después se densifica y se esclerosa al mismo tiempo que aparecen los osteofitos. En las formas evolucionadas, la articulación se hipertrofia pudiendo entonces invadir el canal vertebral o el *foramen* interverterbral reduciendo su diámetro de abertura o incluso cambiar su orientación inclinándose progresivamente sobre la horizontal. Estas modificaciones, sobre todo entre la L4 y la L5, pueden a veces conducir a un deslizamiento de L4 sobre L5 (del orden de menos de 1cm) realizando una espondiolistesis degenerativa.

Las tensiones mecánicas, sin embargo, no son el único factor a tener en cuenta, los fenómenos químicos y biológicos también intervienen en el proceso de envejecimiento al igual que para el disco. La hipótesis actualmente aceptada dice que, ante una tensión mecánica demasiado fuerte o repetida, las células responden con una proliferación y un incremento de la síntesis de enzimas colagenolíticas y proteolíticas. La presencia de una reacción inflamatoria local participa entonces en la activación de estas enzimas que poseen la capacidad de degradar el colágeno completando así un auténtico círculo vicioso.

El grado de artrosis de estas articulaciones es globalmente proporcional al pinzamiento del disco. En efecto, a partir del momento del pinzamiento, las articulaciones se acercan y se impactan progresivamente las unas contra las otras aumentando así la tensión. Por otra parte, las tensiones mecánicas se dirigen globalmente al conjunto del segmento móvil, tanto al disco como a las apófisis articulares que se desgastan a la misma velocidad. Sin embargo, también existen artrosis articulares posteriores en ausencia de degeneración discal, de hecho el 20% de los casos son de estas características, todo depende de los esfuerzos y el estrés a las que estén sometidas.

III. Envejecimiento del cuerpo vertebral

1. El cuerpo vertebral está constituido esencialmente por hueso esponjoso formado, al igual que una esponja, a base de trabéculas óseas que separan cavidades en las cuales se insinúa la médula ósea. Estas trabéculas pierden grosor y se rarifican progresivamente a partir de la edad de 25 a 30 años, en los hombres, aunque muy lentamente y en la mujer a partir del proceso de la menopausia debido a que las hormonas femeninas poseen un efecto protector del hueso, pero cuando el equilibrio hormonal femenino cambia a raíz de la desaparición de la menstruación la desmineralización es mucho más rápida, a veces incluso demasiado ocasionando entonces una fragilidad ósea conocida con el nombre de osteoporosis. Este fenómeno de desmineralización puede resultar peligroso en dos circunstancias, primero en los casos en que la densidad ósea sea reducida desde un principio y por propia naturaleza o bien porque la duración del período posmenopáusico sea superior a la media. En estos dos casos, la desmineralización puede alcanzar un nivel crítico a partir del cual el riesgo de aplastamiento se hace mayor. Esta afección plantea un verdadero problema de salud pública debido a su frecuencia y a su elevado coste subrayando el interés que supone el tratamiento hormonal de la menopausia.

El hueso esponjoso situado inmediatamente en contacto con las placas terminales puede seguir una evolución diferente si el disco que se inserta a ese nivel se pinza y degenera. Por reacción, el hueso aumentará su densidad y desarrollará esclerosis mientras que la médula ósea se hará fibrosa. La artrosis aparecerá entonces como una relativa protección contra la osteoporosis.

2. Las apófisis espinosas son las protagonistas de una curioso fenómeno, puesto en evidencia muy recientemente, al menos en la zona lumbar, caracterizado por un crecimiento que aunque lento se continúa a lo largo de la vida adulta tanto en longitud como en altura. Se desconocen las causas de este fenómeno (que también existe para el cartílago de la nariz y de las orejas) pero parece ser que permite compensar la pérdida de la fuerza de los músculos intervertebrales al aumentar la longitud del brazo de palanca. También puede ocurrir que las apófisis espinosas lumbares entren en contacto con sus vecinas supra y subyacentes, fenómeno que se facilita cuando el disco intervertebral se encuentra pinzado y cuando la lordosis lumbar es importante. El frotamiento puede ocasionar una artrosis interespinosa que por ella misma puede producir dolor.

IV. Envejecimiento de los ligamentos y de los músculos paravertebrales

Los ligamentos van perdiendo flexibilidad con los años y pueden llegar a calcificarse u osificarse (especialmente el ligamento amarillo) e incluso padecer roturas parciales.

Contrariamente a las ideas preconcebidas, no parece que esta pérdida de elasticidad conlleve una disminución notable de la movilidad vertebral. Los estudios realizados sobre una muestra importante de población de edades diferentes mostraron que la elasticidad permanece bastante estabilizada a lo largo de toda la vida, mientras que las lesiones degenerativas aumentan progresivamente y, en contrapartida, las personas de edad, utilizan mucho menos las posibilidades que les ofrece el estado real de su columna.

Los músculos paravertebrales se atrofian discretamente tal y como muestra la medida de su sección al escáner. La reducción de trabéculas musculares es reemplazada por masas de grasa cuya consecuencia es una pérdida de fuerza más o menos importante.

El envejecimiento de las estructuras vertebrales no explica por sí mismo el dolor de espalda, es necesario profundizar un poco más y descender al nivel de la observación microscópica para poder comprender dónde y cómo empieza el dolor.

CAPÍTULO IV

LAS VÍAS DEL DOLOR

El dolor vertebral utiliza dos complejas vías para llegar hasta el cerebro. Para comprenderlo, es necesario seguir paso a paso un dolor, examinar las estructuras donde nace, los receptores que lo perciben y los nervios que lo transportan. Sin embargo, el dolor no es una simple corriente eléctrica sino que determinados filtros consiguen modularlo y determinados amplificadores lo aumentan. Se trata, en realidad, de una sensación intensa cuya apreciación repercute, en última instancia, sobre nuestro psiquismo.

I. Los receptores del dolor vertebral

1. Descripción. Un receptor sensitivo es una formación situada en el extremo de una fibra nerviosa que transforma los estímulos mecánicos, térmicos o químicos en una transmisión nerviosa. Algunos de estos estímulos pueden ser percibidos como dolores en función de su intensidad o su carácter anormal, para lo cual existen una serie de receptores especiales denominados receptores del dolor (o receptores nociceptivos) constituidos por fibras nerviosas en forma de árbol cuyos extremos son libres, como un hilo eléctrico que ha sobrepasado la funda protectora. Estos receptores son extremadamente simples, a diferencia, por ejemplo, de los receptores cutáneos del tacto, mucho más complejos y esta simplicidad demuestra su carácter ancestral en la filogenia que, sin duda, sitúa al dolor como la única sensación percibida por los seres más primitivos.

Los receptores nociceptivos pueden ser estimulados mecánicamente por frotamiento, hiperpresión o estiramiento y químicamente por sustancias algógenas (que provocan el nacimiento del dolor) liberadas en el transcurso de las reacciones inflamatorias. La inflamación es un mecanismo de defensa no específica del organismo que se produce como respuesta a una agresión sea cual sea su naturaleza. En caso de inflamación, estas sustancias son liberadas localmente por las terminaciones nerviosas (inflamación neurogénica) o por las células sanguíneas (inflamación no neurogénica). Su función es puramente algógena aunque también son susceptibles de activar enzimas proteolíticas (proteasas) que degradan el colágeno, en cuyo caso una reacción inflamatoria demasiado importante o inapropiada puede considerarse como nociva para el organismo.

2. Localización de los receptores del dolor

A) *En los discos intervertebrales.* La inervación del disco se conoce con precisión desde hace relativamente poco tiempo. El *nucleus* no está inervado y sólo se encuentran terminaciones nerviosas en el tercio periférico del *anulus* y únicamente por terminaciones libres y algunas fibras vegetativas en los niveles lumbar y torácico. Los discos cervicales, generalmente más inervados que los discos lumbares, contienen también receptores más elaborados que informan al cerebro sobre la posición precisa de una vértebra en relación a su vértebra vecina, desempeñando una función importante en el mantenimiento del equilibrio. En caso de degeneración discal, hemos visto que en el *anulus* se forman una serie de fisuras que son invadidas por tejido de granulación que a su vez se encuentra cubierto por botones vasculares y por finas terminaciones nerviosas, de forma que un disco degenerado posee mayor inervación que un disco sano.

B) *En las otras estructuras.* El hueso vertebral y el periostio que lo rodea contienen también terminaciones libres y, en particular, los anillos vertebrales adyacentes a los discos poseen una vascularización y una inervación importantes al igual que las apófisis articulares posteriores (cápsula, sinovial y hueso subcondral) y los ligamentos vertebrales excepto el ligamento amarillo. El ligamento vertebral común posterior dispone de una inervación muy densa y, finalmente, los músculos paravertebrales, sus tendones y sus *fascias* (envolturas aponeuróticas) están dotados de terminaciones libres.

II. Otras modalidades de percepción del dolor vertebral

1. Los *nervi nervorum*. Los nervios raquídeos, como todos los nervios, están formados por axones (un axón es un fibra nerviosa elemental) y por tejido conjuntivo rodeados de un vaina denominada epineuro. Esta envoltura se encuentra inervada por unas finas terminaciones nerviosas, los *nervi nervorum* (nervios de los nervios) cuya irritación provocada por metabolitos o por compresión es una posible causa de dolor.

2. Los axones de los nervios. Los axones por ellos mismos cuando sufren una isquemia (por compresión o estiramiento) o se encuentran sumergidos en un medio agresivo (reacción inflamatoria por ejemplo) pueden hacerse más sensibles a estímulos mecánicos menores o incluso ser el origen de descargas nociceptivas espontáneas. Todo ello es mucho más probable en los nervios raquídeos que carecen de envoltura protectora en su trayecto intervertebral encontrándose sumergidos directamente en el líquido cefalorraquídeo (LCR).

3. El ganglio espinal puede ser también la causa de sensaciones dolorosas puesto que es sensible a estimulaciones mecánicas (vibraciones, compresión). Se encuentra inervado por *nervi nervorum* y muy bien vascularizado de manera que una compresión prolongada (por una hernia discal por ejemplo) conllevaría además una isquemia, es decir, muerte celular, que alteraría las respuestas químicas y neurológicas de los nervios.

III. Los nervios que siguen a los receptores: nervio senovertebral y rama posterior

1. Composición de estos nervios. En el dolor de espalda, y en cada una de las partes de la columna, intervienen fundamentalmente dos nervios, el nervio senovertebral por delante y la rama posterior (fig. 5, pág. 26) por detrás, ambos conectados a los receptores nociceptivos de la columna y de las regiones perivertebrales. El primero es puramente sensitivo, con una componente vegetativa y el segundo comprende además una componente motora.

Como todos los nervios sensitivos, comportan diversos tipos de fibras nerviosas:

- Unas son de gran calibre (de 6 a 17 micrones) y proceden de receptores más complejos, los receptores cutáneos del tacto fino y los receptores articulares propioceptivos. El gran calibre de estas fibras denominadas de tipo A beta, es debido al espesor de la vaina de mielina, membrana lipídica aislante que las rodea y que asegura una conducción nerviosa rápida (30 a 100 m/s). Otras fibras de este mismo tipo, denominadas A alfa, provienen de los receptores sensibles al estiramiento muscular (haces neuromusculares y corpúsculo tendinoso de Golgi).

- Las otras, directamente implicadas en la transmisión del dolor, poseen un calibre más fino en función del espesor o la ausencia de la vaina de mielina, provienen de los receptores térmicos cutáneos y de terminaciones libres y la conducción nerviosa es mucho más lenta. Entre ellas podemos distinguir las fibras A delta de diámetro comprendido entre 1 y 5 micrones (conducción entre 4 y 30 m/s), y las fibras C de diámetro comprendido entre 0,3 y 1,5 micrones (conducción entre 0,4 y 2 m/s). La estimulación de las primeras provoca un dolor breve, intenso y bien localizado y la de las segundas un dolor retardado, difuso y persistente.

2. Paso de las fibras nerviosas en el ganglio espinal. Sus fibras nerviosas sensitivas se reúnen en el *foramen* intervertebral para después converger en el ganglio espinal, centro sensitivo de gran importancia considerado por algunos neurofisiólogos como el pequeño "cerebro" de la unidad funcional vertebral. Este ganglio, situado en la parte interna del *foramen* y con una longitud aproximada de 5 a 10 mm, marca la frontera entre el sistema nervioso rodeado por el LCR y los nervios periféricos y contiene neuronas grandes correspondientes a las fibras mielinizadas neuronas pequeñas correspondientes a fibras poco o no mielinizadas cuya síntesis de neurotransmisores (o neuromediadores) es la responsable de la gran importancia de esta estructura ganglionar. Los neurotransmisores son moléculas que transmiten el impulso nervioso doloroso y también son mediadores neurogénicos de la inflamación. Se han encontrado en la médula espinal, en el *anulus* (tercio externo), en las articulares posteriores y en numerosos ligamentos, lo que significa que son liberadas en los dos extremos de los nervios y por tanto que son transportadas a través de los axones. La sustancia P, la más conocida, es principalmente un mediador del dolor y entre sus numerosas funciones está la estimulación de las colagenasas, las proteasas y la actividad de la prostaglandina E2 cuya consecuencia es una degradación del colágeno.

3. Mecanismo de percepción del dolor. A continuación describiremos esquemáticamente la respuesta de la columna a una agresión mecánica. En primer lugar, se da una liberación local de mediadores de la inflamación (de tipo no neurogénico), tales como la bradiquinina y, por mediación de ésta, las prostaglandinas y los leucotrianos que activarán las terminaciones nerviosas libres. A continuación aparece una señal nociceptiva que alcanzará el ganglio espinal cuyas células liberarán, a ambos extremos del nervio, diferentes mediadores neurogénicos, entre ellos la sustancia P.

- Estos mediadores activarán las fibras sensitivas de la médula (transmisión de la sensación dolorosa al cerebro que asegura el su reconocimiento).
- En el lugar de la agresión, estimulan determinadas células que liberarán histamina que a su vez estimulará a su alrededor los receptores del dolor provocando un aumento de la percepción dolorosa y un auténtico círculo vicioso.

IV. Vías de conducción del dolor en la médula espinal

1. Descripción. En cada una de las partes de la médula, las fibras nerviosas implicadas en la transmisión del impulso nervioso nociceptivo abordan la médula espinal por su parte posterior (ramas posteriores) que a su vez se dividen en ramas sucesivas con interneuronas interpuestas sobre las vías del dolor. Su función es, en un principio, la de filtrar los impulsos nerviosos dolorosos deteniendo aquellos que parecen no corresponder a nada o que no son suficientemente intensos, es decir, poseen un efecto de inhibición. Los impulsos que logran franquear este filtro alcanzan las vías verticales de conducción intramedular de los impulsos dolorosos y térmicos que se dirigen al cerebro, la vía espino-talámica y la vía espino-reticular.

Estas interneuronas son también susceptibles de elaborar mecanismos reflejos de tipo vegetativo.

2. El fenómeno de convergencia. Las fibras que constituyen las vías medulares del dolor son menos numerosas que las que penetran en las ramas posteriores de la médula de manera que una misma interneurona recibe simultáneamente fibras procedentes de varios receptores de tipos diferentes (cutáneos, articulares, musculares, viscerales) pero situadas en la misma metámera. Este fenómeno, denominado de convergencia, es uno de los argumentos utilizados desde el punto de vista anatómico para demostrar el concepto de dolor referido o reflejo. Todos sabemos que un dolor en el brazo izquierdo puede corresponder a un dolor de origen cardíaco cuya razón se debe a que los nervios procedentes del corazón terminan en las mismas interneuronas medulares que los procedentes del brazo izquierdo y el cerebro, al carecer de información complementaria, no puede saber de donde viene el dolor interpretándolo como procedente de la zona más inervada, es decir, el brazo. Lo mismo ocurre en patología vertebral donde un dolor, procedente, por ejemplo, de una articular posterior, de un músculo o de un disco, puede percibirse como un dolor irradiado a lo largo del territorio cutáneo del nervio correspondiente (rama posterior o anterior) sin que el nervio en cuestión se encuentre comprimido o lesionado.

3. Regulación del umbral del dolor. La transmisión de los mensajes dolorosos está sometida a una serie de influencias facilitadoras o inhibidoras.

A) *La sensibilidad de los receptores es variable.* Puede aumentar en determinadas circunstancias, como por ejemplo, ante lesiones nerviosas, inflamación prolongada... de manera que los dolores se perciben más fácil e intensamente. En determinados casos de estados dolorosos crónicos, el número de receptores puede incluso aumentar al mismo tiempo que se incrementa el de los receptores denominados endorfínicos (morfinas naturales), fenómeno que explica la gran eficacia de la morfina.

B) *La otra gran vía sensitiva medular concierne a las fibras de sensibilidad propioceptiva y del tacto fino.* Estas fibras toman directamente un vía propia que finaliza en el córtex sensitivo parietal pero, sin embargo, abandonan las colaterales a nivel de la rama posterior de la médula, conectadas con las interneuronas, que al ser estimuladas refuerzan la actividad filtrante de estas últimas. De esta forma, la organización de la rama posterior de la médula contribuye a la regulación de la transmisión del impulso nervioso doloroso, permitiendo el paso sólo a los estímulos suficientemente intensos.

Esta regulación, sin embargo, puede ser defectuosa cuando la actividad filtrante se realiza erróneamente o no se llega a efectuar del todo, de manera que puede llegar a percibirse dolor aunque prácticamente no exista estimulación periférica. Este tipo de dolor se denomina dolor neuropático y como ejemplo podemos citar determinados dolores de los miembros inferiores en caso de fibrosis epidural o de amputación.

C) A partir del tronco cerebral, en el cual se encuentran unos centros vegetativos importantes, parten una serie de haces descendentes (serotoninérgicos y catecolaminérgicos) que actúan en cada una de las partes de la médula para modificar la transmisión del dolor. Un tercer sistema de modulación (control inhibidor difuso) inhibe los estadios medulares situados de una y otra parte del estadio que recibe los impulsos nerviosos dolorosos más intensos de forma que, por ejemplo, un dolor de muelas puede llegar a aliviar un dolor de espalda aunque es preferible actuar mediante tratamientos más clásicos tales como los que se detallan en el último capítulo.

D) Finalmente, el cerebro por su parte también envía hacia la médula una serie de haces que modulan la sensación dolorosa, así, por ejemplo, la aprehensión, la emoción o el miedo al dolor pueden llegar a incrementarla. Por el contrario, la concentración o la atención sobre otro tema tienen un efecto inhibidor y la clásica frase "piensa en otra cosa" no está ni mucho menos exenta de sentido.

V. Terminación de las vías del dolor en el cerebro

Los impulsos nerviosos dolorosos se concentran en el tálamo por el cual pasan a fin de ser modulados para finalmente alcanzar el córtex cerebral tras lo cual se proyectan, por una parte, sobre las áreas sensitivas que permiten la percepción y la localización del dolor y, por otra, sobre el hipotálamo (reacciones vegetativas y hormonales), el lóbulo frontal (reacciones emocionales) y los centros de la memoria (almacenamiento, comparación con experiencias anteriores).

El cerebro es, por tanto, algo más que el simple receptor final de las sensaciones dolorosas, a fin de cuentas, tras haberlas filtrado y modulado a su alrededor, puede conceder preferencia a una zona determinada de proyección en detrimento de otra, de hecho, es el cerebro quien decide la intensidad del dolor más el estímulo doloroso que lo ha provocado. De esta forma podemos comprender que un mismo dolor pueda percibirse de manera diferente en cada paciente, de ahí la extrema dificultad que existe en clínica y patología humanas para comparar los dolores vertebrales entre sí.

Capítulo V

LOS ESTUDIOS EXPERIMENTALES SOBRE EL DOLOR VERTEBRAL

I. Las experiencias de estimulación dolorosa de las estructuras sanas

Hemos visto que los receptores del dolor están presentes en la casi totalidad de las estructuras vertebrales. La anatomía no designa ningún culpable en particular, o como mucho, indica que cualquiera puede serlo y es por esta razón que los estímulos dolorosos presentan un interés tan particular. Se trata entonces de estimular las diferentes estructuras en voluntarios que no hayan sufrido nunca dolores raquídeos para conseguir responder dos preguntas fundamentales, la primera hace referencia al tipo de dolor y a las irradiaciones que pueda provocar una estructura al ser estimulada de una forma determinada y la segunda si el dolor obtenido se parece a algún dolor observado en patología humana.

El suero fisiológico hipertónico (que contiene más sal que el suero fisiológico normal) es la sustancia irritante ideal debido a sus condiciones de inocuidad. El estímulo que provoca el suero fisiológico hipertónico es químico pero es posible utilizar otro tipo de estímulos tales como el aumento de presión en una cavidad por infiltración de un líquido de contraste (artrografía articular posterior, discografía...) o una corriente eléctrica (estímulo de la rama posterior) o incluso, en pacientes operados bajo anestesia local (y no en individuos sanos), la presión directa apoyada bajo control visual o la tracción sobre hilos de sutura internos en período postoperatorio.

Este tipo de experiencias pueden se objeto de diversas objeciones, como por ejemplo que en ellas se utiliza un estímulo artificial (suero hipertónico) en absoluto relacionado con las sustancias irritantes sintetizadas por el propio organismo, sin embargo, podemos responder que más allá de la simplicidad de su uso y la inocuidad, se trata más que de apreciar la calidad del dolor (su tonalidad o intensidad) descubrir las características de su topografía y su proyección. Otra objeción a señalar es que estas experiencias son siempre realizadas sobre individuos que jamás han sufrido y, de manera general, el comportamiento de un enfermo que padece dolor crónico no es el mismo que el de un individuo sano. Sabemos, en efecto, que la presencia de un dolor crónico puede predisponer a una mayor sensibilidad frente a nuevos dolores o incluso modificar sus irradiaciones (en general las aumentan), pero la respuesta es simple, en realidad, es innegable que el dolor siempre tiene un momento de inicio, incluso en aquellos que empiezan sufriendo mucho y es evidente que es mucho mejor empezar a estudiar un problema desde sus comienzos.

1. Infiltración en los músculos. Las experiencias de infiltraciones en diferentes músculos fueron, históricamente, las primeras en realizarse (Kellgrem, 1939), y su autor pudo comprobar que este tipo de infiltración desencadenaba primero un dolor local y después un dolor irradiado, como por ejemplo, la infiltración en el músculo trapecio que producía un dolor que irradiaba hacia la nuca y el occipital o la del tríceps que alcanzaba la cara interna del antebrazo y el dedo meñique pero que no se producían cuando la infiltración se realizaba sobre el tendón. Tras múltiples experiencias, Kellgrem pudo establecer una verdadera cartografía de las proyecciones dolorosas y aportar las siguientes conclusiones: 1/ La distribución del dolor para un músculo dado es prácticamente la misma en todos los individuos. El dolor se irradia a mayor o menor distancia según el lugar del músculo en el cual se aplica la infiltración. 2/ Las proyecciones están relacionadas con el nervio raquídeo que inerva el músculo infiltrado. Todos los músculos inervados por un mismo nervio tienen proyecciones comunes. 3/ La topografía de la proyección coincide con el territorio del nervio raquídeo correspondiente.

A continuación, veremos que estas tres reglas pueden aplicarse también a las demás estructuras vertebrales.

2. Infiltración en los discos. La discografía es un examen simple que se lleva a cabo bajo control radioscópico y consiste en introducir una aguja en el *nucleus* a través de la cual se inyecta un producto de contraste a base de yodo. Si se fuerza la presión de inyección, la distensión del *nucleus* provoca dolor si es que existe una degeneración del disco pero nunca si éste se encuentra en perfectas condiciones. Este tipo de pruebas, aplicadas sobre los discos lumbares y los cervicales inferiores, se utiliza desde 1948, fecha de su introducción por Lindblom. Debido al riesgo real de infección, aunque muy pequeño, esta prueba no ha sido practicada en voluntarios sanos, excepto en un estudio americano llevado a cabo sobre la población de presidiarios con un producto irritante.

A nivel lumbar, se sabe que los dolores discales se perciben tanto en barra como en las nalgas con posibilidad de irradiación hacia el muslo incluso en ausencia de hernia discal.

A nivel cervical bajo, las irradiaciones son considerables ya que se dirigen hacia o entre los omóplatos (Cloward, 1958).

Experiencias de presión directa sobre la parte posterior del disco fueron llevadas a cabo por Wiberg en 1949 durante intervenciones bajo anestesia local produciendo como resultado un dolor local sordo y profundo, lateralizado en el costado de la excitación.

3. Infiltración de las apófisis articulares posteriores. En un principio fueron llevadas a cabo por Mooney y Robertson en 1976 quienes colocando una aguja en el interior de la articulación, llegaron a la conclusión que a medida que se introducía el líquido de infiltración el dolor, primero localizado a nivel de la zona de inyección, se extendía poco a poco en toda la nalga, después hacia la parte posterior del muslo e incluso a la pantorrilla al mismo tiempo que aumentaba en intensidad. Por otra parte, se comprobó que existía una relación directa entre la cantidad inyectada y la extensión de la proyección dolorosa. Anteriormente, Taillard, un cirujano, había podido comprobar que arañando estas pequeñas articulaciones bajo anestesia local, se reproducía el dolor lumbar o ciatalgia de estos pacientes.

Más recientemente, se ha realizado el mismo tipo de infiltraciones en los diferentes niveles de la columna cervical comprobándose que la inyección en las apófisis articulares cervicales altas provoca una irradiación cervical, la de las articulares medias irradiaciones cervicales o cérvico escapulares y la de las articulares inferiores, irradiaciones bajas hacia o entre los omóplatos.

Estas experiencias indican que las apófisis articulares posteriores pueden ser el origen, como lo discos, de dolores locales e irradiados, *a grosso modo,* en el territorio proximal del nervio raquídeo correspondiente.

4. Infiltración en los ligamentos. El ligamento amarillo no es sensible a la estimulación por presión, de hecho, ahora se sabe que este ligamento está desprovisto de receptores para el dolor. El ligamento común posterior posee el mismo tipo de sensibilidad que el *anulus* y el ligamento interespinoso L4-L5 o L5-S1, mediante inyección de suero hipertónico, provoca dolores medianos que irradian hacia las partes inferiores del cuerpo (nalgas, parte alta de los muslos), pudiendo parecer a primera vista un principio de ciática. El ligamento L1-L2 provoca dolores que irradian en mediacintura hacia el costado y la ingle, que corresponde al trayecto del nervio ilio-hipogástrico (que sale entre las vértebras L1 y L2), de lo que se deduce nuevamente, un asociación de dolores locales y de proyecciones en el territorio del nervio raquídeo.

5. Infiltración en las articulaciones sacro-ilíacas. La inyección de suero hipertónico en articulaciones de individuos sanos, mediante artrografía, revela un dolor local que irradia hacia la nalga homolateral.

6. Experiencias sobre los nervios. La compresión mecánica moderada de un nervio o de un raíz sana generalmente no provoca dolor sino una sensación de agarrotamiento parecida a la que puede producir la tracción ejercida al tirar de un hilo de sutura en postoperatorio o la generada por una estimulación eléctrica de intensidad moderada.

Las cosas cambian cuando se trata de un nervio irritado previamente (por una reacción inflamatoria por ejemplo), entonces, tanto la compresión como la tracción o la estimulación eléctrica engendran dolor, como si el nervio, hipersensible, tuviera un umbral de dolor mucho más bajo.

De todo ello se deduce que para que las fibras nerviosas produzcan dolor es necesario que se asocien simultáneamente dos fenómenos patológicos: una compresión y una inflamación.

En determinados casos, si una compresión es insuficiente para provocar dolor, otra compresión realizada sobre otra parte del trayecto del nervio puede ser suficiente para producir sintomatología. Este efecto de sumación se conoce con el nombre de síndrome de doble compresión.

Estos mecanismos fisiopatológicos son fundamentales en patología vertebral.

7. Síntesis. Por lo anteriormente expuesto, se puede decir que la mayoría de las estructuras vertebrales pueden ser origen de dolores locales e irradiados cuando se las estimula. El concepto más interesante que se deriva de todos estos trabajos es el que hace referencia a la proyección dolorosa, la cual, y según hemos podido comprobar, se presenta especialmente en el territorio cutáneo del nervio correspondiente (el que inerva la estructura irritada). El territorio puede pertenecer a una rama anterior (nervio ciático por ejemplo) o a una rama posterior y la proyección puede verse aumentada cuando el propio nervio se encuentra irritado o comprimido en un punto cualquiera de su recorrido. Volvemos a encontrar aquí el concepto de dolor referido, cuyo mecanismo hemos visto en el capítulo anterior.

II. Las pruebas de anestesia selectiva

Las experiencias de las que hemos hablado fueron llevadas a cabo sobre voluntarios sanos y con productos irritantes. De la misma forma, el procedimiento inverso puede ser utilizado con éxito en pacientes que sufran de la espalda, en los cuales recurrimos entonces a la aplicación de anestesia local intentando averiguar si la infiltración precisa de un determinada estructura puede llegar a calmar el dolor. La sedación es, naturalmente, temporal y sólo permanece durante el tiempo de acción del anestésico, pero, sin embargo, su interés es enorme ya que si el dolor desaparece o se alivia, podremos deducir que la estructura infiltrada es realmente la responsable de ese dolor. En realidad, este tipo de experiencias deben ser consideradas mayormente como pruebas interesantes para los casos difíciles.

CAPÍTULO VI

LOS GRANDES SISTEMAS DE INTERPRETACIÓN DE LOS DOLORES VERTEBRALES

¿Los diferentes dolores vertebrales son en realidad debidos a lesiones diferentes? o ¿Existe al contrario un mecanismo único que origina tanto las cervicalgias como las lumbalgias o las ciáticas, un auténtico denominador común del dolor de espalda? Como respuesta a estas preguntas se han propuesto diferentes sistemas de interpretación y de tratamiento. La historia empezó con los masajistas y todavía no ha llegado a su fin.

I. El masaje

El masaje es el método más antiguo de diagnóstico y de tratamiento de los dolores vertebrales y también el más universalmente practicado, en todas las culturas y en todas la épocas, incluso en nuestros días y en las grandes ciudades. Aunque a veces es un don que se transmite de generación en generación, las cualidades son muy diferentes de un individuo a otro y los mejores poseen a menudo, una especial habilidad para palpar los tejidos. Para los masajistas, el dolor es debido a un "desplazamiento" de una estructura anatómica (vértebra o pequeño hueso, músculo, tendón o ligamento, nervio...) de su emplazamiento normal, de lo que se deduce, lógicamente, que su tratamiento tiene como finalidad colocar la estructura en su sitio. Los masajistas utilizan maniobras de presión, estiramiento, es decir, verdaderas manipulaciones muchas veces eficaces que suelen asociarse a fricciones fuertes de auténtica acción antálgica. Sin embargo, la ausencia de conocimientos médicos o anatómicos hace que estas maniobras sean en algunas ocasiones peligrosas, de hecho, los accidentes no son ocasionales.

Del masaje, retendremos sobre todo una serie de expresiones que han pasado al lenguaje coloquial, tales como, una vértebra desplazada, un nervio pinzado y la necesidad de colocarlos de nuevo en su lugar...

II. La osteopatía y la lesión osteopática

A.T. Still, médico del Middle-West americano, puso en práctica, hacia 1870, un sistema completo, de tipo filosófico-religioso (también era pastor) que explicaba las enfermedades debidas a desplazamientos vertebrales (o de otras articulaciones) o a una pérdida de su movilidad. La recuperación de una posición o de un movilidad normales, restableciendo el equilibrio del organismo, debía permitir al cuerpo curarse por sí mismo, ya que Dios había dispuesto en cada ser humano todo lo necesario para mantener una buena salud: "Verdaderamente, situó el remedio allí donde el espíritu tiene su inicio". En aquella época no existía una verdadera preocupación por el dolor de espalda en sí mismo sino sobre el conjunto de enfermedades en general y, todo hay que decirlo, los médicos no contaban con demasiados medios de diagnóstico o tratamiento: no existían las radiografías, no contaban con demasiadas medicinas, los trabajos de Pasteur sobre los organismos apenas eran conocidos... La orientación científica apareció poco a poco y a medida que los progresos médicos dejaron obsoletas las teorías osteopáticas sobre la enfermedad.

Actualmente, en los Estados Unidos, el contenido de los estudios osteopáticos es idéntico al de los estudios médicos y el gobierno americano a reconocido en contrapartida la equivalencia de ambos diplomas, el de doctor en osteopatía (DO) y de doctor en medicina (MD). En Francia, la osteopatía fue introducida en los años cincuenta por médicos interesados en las posibilidades de la manipulación.

Para un osteópata, el dolor es la expresión de una disfunción de una o varias articulaciones de la columna (más raramente de una articulación periférica). Esta disfunción, denominada lesión osteopática, puede ser tanto el bloqueo de una vértebra en mala posición como una restricción de su juego articular normal o incluso una laxitud localizada demasiado importante que localmente, produce mínimas modificaciones de los tejidos periarticulares (pequeñas contracciones musculares o una simple sensación de tensión) que permitirá su diagnóstico mediante una palpación minuciosa al igual que para el juego articular que podrá ser analizado mediante el estudio de movimientos activos y pasivos y de la micromovilidad. Un punto a destacar es que, a menudo, la localización de esta lesión no tiene ninguna relación con la del dolor que produce, es decir, se trata de una concepción global de la afección cuyo tratamiento, esencialmente manual, tiene como finalidad la recuperación de una movilidad normal basándose en el concepto de que cuando todo se encuentra en orden los dolores deben desaparecer.

Los puntos débiles de este sistema pueden adivinarse fácilmente si éste es aplicado al pie de la letra. El dolor es considerado como un epifenómeno y sólo se tiene en cuenta el análisis minucioso de los segmentos vertebrales, por lo cual en la literatura osteopática no encontraremos nunca un auténtico estudio de la patología dolorosa y, por tanto, un cierto vacío en lo que a la teoría se refiere. En contrapartida, los osteópatas fueron los primeros en comprender la importancia de la palpación minuciosa y en emprender una racionalización de las técnicas manuales de tratamiento. Los médicos que practican actualmente la osteopatía, al menos en Francia, han integrado todas estas críticas y su osteopatía aunque ha perdido la pureza de sus orígenes ha ganado en coherencia y eficacia. Como todos los médicos, conocen lo que denominamos "proceso de diagnóstico", hacen uso, si es necesario, de las técnicas modernas del diagnóstico por la imagen y, si lo creen útil para su paciente, saben practicar una infiltración o prescribir un tratamiento medicamentoso.

Por otra parte, es necesario añadir que determinadas personas desprovistas de toda formación médica se llaman a sí mismas "osteópatas", ejerciendo en la absoluta ilegalidad y lo que es más grave, no poseen ninguno de los conocimientos de base necesarios para establecer un diagnóstico.

III. La quiropraxia y la subluxación vertebral

La quiropraxia también nació en los Estados Unidos, algo más tarde que la osteopatía de la cual no es más que un recorte simplista. En su versión clásica, el conjunto de enfermedades es debido a una subluxación de una vértebra que comprime el nervio vertebral impidiendo el paso del impulso nervioso de forma que el órgano inervado queda expuesto a la enfermedad. De esta forma, una subluxación de la undécima vértebra torácica comprime los nervios del estómago pudiendo ocasionar, según las circunstancias, una úlcera, una gastritis o bien digestiones difíciles, de hecho, el tipo de enfermedad no posee excesivo interés en relación con el órgano enfermo y la atención se centra en la vértebra de la cual recibe su inervación. Según la quiropraxia, el tratamiento médico es inútil e incluso hace perder el tiempo al retrasar la intervención del quiropráctico ya que el reajuste de la undécima torácica es lo único necesario y por supuesto suficiente. A estos conceptos tan simplistas se añade un sólido sentido de los negocios y de la publicidad que convierten a los quiroprácticos en un poderoso lobby.

Es fácil comprender la desconfianza que los médicos plantean ante este tipo de prácticas, sin embargo, también es justo decir que la situación ha evolucionado de un tiempo a esta parte. Renunciando a estas teorías (¿completamente?) los quiroprácticos han obtenido al otro lado del Atlántico un reconocimiento que los poderes públicos le habían negado hasta ahora. Mediante diferentes estudios se ha podido comprobar que sus contenidos han cambiado ligeramente, al mismo tiempo, el campo de acción del quiropráctico se ha reducido, hasta el punto que algunos de ellos apuntan sobre su placa profesional "sólo dolores de espalda", y se limitan a detectar las vértebras "mal alineadas" "reajustándolas". Sin embargo, su formación sigue siendo muy inferior a las de los médicos, su conocimiento de la fisiología del dolor de espalda ni siquiera alcanza a la de un kinesiterapeuta. Sólo es necesario visitar la consulta de un quiropráctico americano y podremos comprobar cómo multitud de anuncios colgados de las paredes insisten sobre todo aquello que puede llegar a curar la quiropraxia y la necesidad de hacerse "reajustar" en todo momento, desde los primeros días de la vida hasta la más extrema vejez y sobre todo a título preventivo. En mi opinión, la quiropraxia nunca es más eficaz que cuando no se ocupa de curar absolutamente nada.

IV. Travell y los puntos detonantes musculares

J. Travell, médico americano, propuso en los años cincuenta un sistema completo de interpretación y tratamiento de los dolores del aparato locomotor en general y de las vértebras en particular. La originalidad de su pensamiento fue considerar que la mayor parte de los dolores de la espalda proceden no de la columna sino de los músculos paravertebrales o de la cintura escapular o pelviana y más exactamente de los "puntos detonantes" situados en los músculos. Por "puntos detonantes" entendemos una zona muy localizada en el seno del músculo, concretamente reducida a un pequeño cordón o incluso un punto, sobre el cual la presión de apoyo reproduce exactamente el dolor del paciente en su tonalidad y sobre todo en sus irradiaciones a distancia, tal y como si apretáramos el gatillo de una pistola. De esta forma, el dolor en un muslo puede ser debido a la presencia de uno o varios puntos detonantes en un músculo lumbar, por supuesto ignorados por el paciente puesto que sólo siente dolor en el muslo, y sobre el cual debe ir dirigido el tratamiento. Travell propuso una cartografía de estos diferentes puntos y de sus irradiaciones, pasando así revista a todos los músculos del organismo. El tratamiento consiste en inyecciones locales de productos contra la contracción muscular, así como en estiramientos (normalmente tras aplicar un aerosol refrigerante sobre la piel) y finalmente en un tratamiento de la causa real. En efecto, según Travell, estos puntos detonantes son a menudo derivados de una sobreutilización pasajera de un músculo, de una desigualdad de longitud de los miembros inferiores o de un trastorno estático del pie, etc.

Los conceptos de Travell permanecen aún ahora vigentes al otro lado del Atlántico. La principal crítica que se le puede hacer, con R. Maigne, es de haber olvidado la principal causa de estos puntos detonantes: el padecimiento de los segmentos de la columna y no haber visto su distribución radicular.

V. Hackett y los ligamentos

Para G.S. Hackett, los dolores vertebrales tienen su origen en una relajación de los ligamentos, especialmente en los ligamentos de la charnela cráneo-vertebral, la interespinal, la sacro-ilíaca y la ilio-lumbar, éstas dos últimas, en concreto, responsables de numerosas formas de lumbalgias y ciáticas y también de la cadera y otras articulaciones. Hackett elaboró un método de tratamiento mediante inyecciones esclerosantes que bautizó con el curioso nombre de proloterapia (1956). Probablemente, en su ignorancia, esclerosaba también las terminaciones nerviosas...

VI. S. de Sèze y el disco intervertebral

S. de Sèze, uno de los fundadores de la reumatología francesa, se interesó especialmente en la patología vertebral común. A su forma de ver, la mayoría de los dolores vertebrales eran debidos a una afección del disco intervertebral, concepto que en los años 50 supuso una auténtica novedad. Estudió la degeneración discal lumbar y cervical en sus manifestaciones anatómicas, radiológicas y clínicas separándola claramente de la hernia propiamente dicha e identificándola como la responsable de las lumbalgias agudas o crónicas, de las cervicalgias y de las neuralgias cérvico braquiales. Para de Sèze, la función de los discos intervertebrales era tal que todo dolor común que no correspondía al disco era considerado *a priori* como de origen psíquico.

Sus enseñanzas tuvieron una influencia considerable en la compresión de los dolores vertebrales.

VII. R. Maigne y el desarreglo intervertebral menor

R. Maigne, reumatólogo que además recibió formación osteopática, se interesó muy pronto en los dolores vertebrales y en las posibilidades de la manipulación vertebral cuya eficacia, en los numerosos síndromes dolorosos de la columna, le sorprendió enormemente puesto que significaba que la lesión causante se localizaba a nivel del segmento móvil y que además era reversible. Maigne bautizó este tipo de lesiones "Desarreglo intervertebral menor" (DIM) y dedujo que las discopatías y la artrosis jugaban un papel favorecedor en su aparición. Este DIM fue descrito diferenciándolo de la "lesión osteopática" puesto que a cada estadio vertebral correspondía un dolor determinado, además, R. Maigne estableció que estos DIM se acompañaban de alteraciones de los tejidos blandos (músculos, tendones, piel) agrupados en la metámera correspondiente (es decir, situados en el territorio de inervación del nervio vertebral). Estas modificaciones consistían, para los músculos, en la presencia de pequeños cordones muy sensibles a la palpación, para los tendones en un dolor de inserción y para la piel en un hiperestesia más o menos localizada. Normalmente, estas alteraciones eran ignoradas por el paciente y se descubrían sólo tras un examen médico minucioso o bien convertirse en dolorosas y entonces proporcionar un apoyo anatómico a las irradiaciones del dolor. Por otra parte, la degeneración de las partes blandas podía incluso permanecer tras la desaparición del dolor vertebral y convertirse en el punto de partida de nuevos dolores sin relación aparente con la columna.

Además de esta concepción global del dolor vertebral, R. Maigne codificó el examen clínico de la columna y aportó conceptos nuevos en relación con numerosos síndromes dolorosos vertebrales estudiados aquí como por ejemplo, dolores lumbares procedentes de la charnela torácico-lumbar, dorsalgias y cefaleas de origen cervical.

CAPÍTULO VII

LA CIÁTICA

La ciática es el dolor vertebral más conocido aunque, a menudo, la gente lo confunde con la lumbalgia. Se define por un dolor que recorre todo el miembro inferior hasta alcanzar el dedo pulgar aunque también son frecuentes las formas truncadas.

I. Historia de la ciática

La literatura antigua contiene numerosas citas referentes a la ciática, definiéndola como una afección muy dolorosa procedente de la cadera o incluso perteneciente a la familia de la gota. Así, por ejemplo, Shakespeare en *Timón de Atenas*[1] se refiere a ella diciendo: "Tú, fría ciática, convierte en lisiados a nuestros senadores, que sus miembros tullidos cojeen como lo hace su conducta..." La historia moderna de la ciática comienza a finales de siglo XVIII cuando un médico italiano, Cotugno, la atribuye a una irritación del nervio ciático, pero todavía tendrá que de pasar un siglo para que Dejerine, un gran neurólogo, reconozca (en 1909) que no es el propio nervio el que se irrita sino una de sus raíces (raíz L5 o S1). El dolor alcanza, en efecto, tanto el dedo pulgar (territorio de L5) como el meñique (S1), ambos del pie, pero nunca ambos al mismo tiempo. Este concepto capital sitúa la causa de la ciática en la columna y no se tardará mucho en atribuirla a una

1. Acto IV, escena 1

inflamación o a un estrechamiento del *foramen* intervertebral a causa de una artrosis articular posterior (1920).

En esta misma época, los americanos, después de los europeos, hicieron de la ciática un dolor que partía de la articulación sacro-ilíaca y propusieron como tratamiento bloquear quirúrgicamente esta articulación. Los tres meses de cama arreglaban muy bien las cosas...

Estas antiguas concepciones sobre las causas de la ciática dejaron paso a la basada en la hernia discal. Las primeras observaciones correspondieron a estados tumorales del disco responsables de compresiones nerviosas. Sin embargo hubo que esperar hasta 1930 para que estos denominados tumores fueran identificados como lo que realmente eran, es decir, hernias discales, por dos cirujanos americanos (Mixter y Barr) que, gracias a este hecho, proporcionaron a su país, hasta ese momento muy retrasados en las investigaciones, un auténtico avance. De cualquier forma, la hernia discal se consideraba todavía como una causa rara y grave de la ciática y fue gracias a las investigaciones de Sèze en 1939 que se la reconoció como única causa de la ciática común.

En los años siguientes, el progreso condujo hacia el mecanismo de aparición de estas hernias y de los signos clínicos que provocan cuando entran en conflicto con una raíz nerviosa (conflicto disco radicular). La aparición de productos de contraste radio opacos inyectables en el interior de la columna permitió su visualización, más tarde, en los años ochenta, la generalización del escáner y el diagnóstico por la imagen mediante resonancia magnética han permitido a los médicos la posibilidad no sólo de ver las hernias y su morfología exacta sino también los efectos del conflicto (edema de la raíz) y el resto de factores compresivos ocasionales (artrosis articular posterior, estenosis del canal vertebral o del *foramen* intervertebral, fibrosis...). Actualmente, el problema reside en la evaluación de los diferentes tratamientos, en su comparación desde el punto de vista de su eficacia y su coste económico.

II. ¿Qué es una ciática común?

1. Un dolor del miembro inferior. El dolor parte de la nalga (o a veces de los costados, definiéndose entonces como lumbociática), gana el muslo y después la pierna, según la trayectoria característica de la raíz afectada. La ciática L5 afecta a la cara externa de la pierna, pasa por delante del maleolo y finaliza en el dedo pulgar. La ciática S1 afecta a la cara posterior de la pierna, para por detrás del maleolo y finaliza en el dedo meñique. Sin embargo, en algunas ocasiones el dolor se ve truncado y no pasa más allá de la rodilla o incluso de la nalga. Su intensidad es muy variable, de forma que puede ser compatible con el mantenimiento de una actividad normal u obligar a permanecer en reposo, al menos durante la fase aguda y la tos o el estornudo la incrementan debido a que estos dos fenómenos incrementan enormemente la presión intradiscal. Suele ir acompañada de una ligera pérdida de sensibilidad de los dedos de los pies de igual topografía que el dolor e incluso de una disminución moderada de la fuerza muscular (dificultades para caminar sobre los talones o sobre la punta de los pies) que en caso de aumentar pasaría a tratarse de una ciática paralizante.

Este dolor sobreviene a menudo tras la realización de un esfuerzo al levantar un peso, pero a veces aparece sin ninguna causa aparente.

El dolor puede ser reproducido por la maniobra de Lasègue para lo cual el paciente debe acostarse sobre su espalda y el médico elevando la pierna con la rodilla extendida puede apreciar a partir de qué grado de elevación sobreviene el dolor, de forma que mientras más pequeño sea este ángulo mayor será la gravedad de la ciática. Esta medida calibrada permite seguir la evolución de la afección, ya que el ángulo irá aumentando hasta alcanzar el máximo cuando se ha conseguido la curación. La explicación de este proceso se encuentra en el estiramiento que sufre el nervio ciático al elevar la pierna ya que la raíz bloqueada por la hernia no puede desplazarse libremente.

2. Una rigidez vertebral con posición antálgica. Al dolor del miembro inferior se asocia muy a menudo una rigidez de la columna que impide al paciente inclinarse hacia adelante. En los casos agudos, esta rigidez se acompaña de una posición antálgica en general en inflexión lateral, que a pesar de los trabajos de los que ha sido objeto todavía guarda infinidad de secretos por descubrir. Esta posición antálgica es completamente invencible pero, sin embargo, desaparece si el paciente se estira o se cuelga de una barra, es decir, es un fenómeno relacionado con el peso y su intensidad es aproximadamente proporcional con el dolor aunque puede desaparecer cuando el dolor aumenta o al contrario, persistir (a veces varias semanas) cuando ya se ha curado la enfermedad. Por otra parte, puede llevarse a cabo en inflexión del lado de la ciática (posición directa) o del lado opuesto (posición cruzada), posiciones que dependerán de la situación de la hernia, externa o interna, en relación con la raíz, y la inclinación del tronco que reduzca la presión de la raíz inflamada.

3. En las formas más crónicas aparecen una serie de puntos o cordones musculares dolorosos en determinados músculos (glúteos, bíceps del muslo en su parte baja, pantorrilla en su parte alta) o zonas celulálgicas situadas en el dermatoma de las raíces L5 o S1. Estas manifestaciones célulo-miálgicas (R. Maigne) son susceptibles de alternarse con el dolor o incluso de evolucionar independientemente y son las responsables de dolores intermitentes cuando la hernia ha desaparecido.

III. Fisiología de la ciática común

1. La hernia discal. Una hernia discal es una salida de sustancia nuclear a través de una fisura radial del *anulus*, en general, en su parte posterolateral, allí donde se encuentra el punto más débil. Normalmente es debida a un falso movimiento que aumenta la presión intranuclear y desgarra el anillo o completa una ranura ya existente de forma que la hernia puede entonces exteriorizarse.

Este tipo de afección afecta a los individuos de mediana edad (45 años) cuyos discos no se encuentran todavía demasiado degenerados, por el contrario, es más rara en individuos de edad avanzada cuyos *nucleus* están deshidratados en cuyo caso la hernia contiene fragmentos del *anulus* o incluso de placa cartilaginosas. Individuos muy jóvenes (15 años) también pueden verse aquejados de hernia discal, pero en estos casos suele existir una debilidad constitucional del *anulus* probablemente de origen hereditario.

2. Los diferentes tipos de hernias (fig. 6)**.** Todas las hernias no son idénticas. Una de las diferencias más importantes hace referencia al estado de las fibras pos-

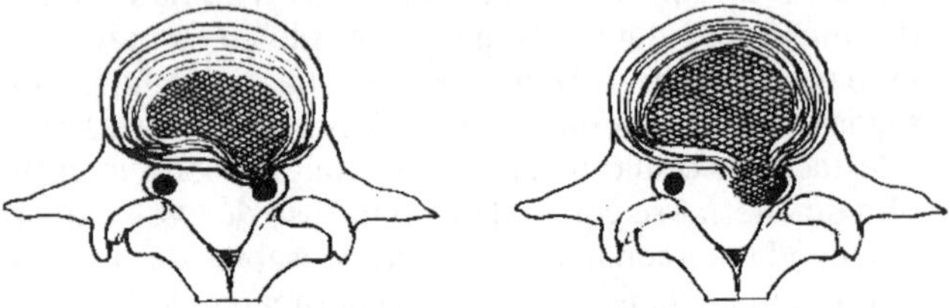

Figura 6: *Hernia discal. Izquierda hernia contenida, derecha hernia excluida.*

teriores del *anulus* que pueden encontrarse distendidas pero no rotas, impidiendo por tanto una exteriorización completa de la hernia que en este caso se denomina contenida o bien desgarradas, testimoniando el carácter completo de la ruptura radial anular, en cuyo caso la hernia se denomina excluida o secuestrada si un fragmento se desprende y migra hacia el espacio epidural. Otra de las diferencias estriba en el volumen alcanzado por la hernia, muy variable de un caso a otro, de manera que una hernia gruesa puede contener una gran cantidad de sustancia nuclear, de agua (por expansión en el espacio epidural) o sufrir una fuerte inflamación siendo habitual también una estasis venosa. Finalmente, la situación misma de las hernias es variable, las más corrientes son las posterolaterales, también pueden ser medianas o paramedianas o por el contrario muy laterales. Todos estos elementos, evidentemente, deben ser tomados en cuenta a la hora de aplicar el tratamiento.

3. Evolución de las hernias discales. La mayoría de las hernias desaparecen espontáneamente con tan sólo dejar pasar el tiempo, de hecho el tratamiento no hace nada al respecto puesto que solo actúa sobre la inflamación. Existe un paralelismo relativo entre la regresión de la hernia y la del dolor, con una diferencia en el tiempo, es decir, la hernia desaparece generalmente algunas semanas o meses después de la curación.

Todos los estudios actuales insisten sobre un punto aparentemente paradójico: las hernias más voluminosas son las que desaparecen más rápidamente, de hecho, se trata normalmente de hernias excluidas, es decir, libres en el espacio epidural en el cual pueden ser destruidas más fácilmente por el organismo, como si se tratara de un cuerpo extraño, a través de los macrófagos y linfocitos mientras que la hernias pequeñas, más fibrosas, situadas por detrás de una delgada lámina del *anulus* son más rebeldes.

En presencia de las hernias, el espesor del disco no varía de forma inmediata pero a largo plazo puede llegar a producirse una discopatía degenerativa.

4. Mecanismo del dolor ciático. Una hernia discal no es necesariamente sinónimo de dolor, de hecho, se han dado casos de personas portadoras de una hernia discal que nunca han presentado sintomatología.

Los mecanismos que dan lugar al nacimiento del dolor son mucho más complicados de lo que parece. En principio, la compresión de una raíz sana no es dolorosa, simplemente provoca hormigueo o un déficit sensitivo o motor pero nunca dolor. Evidentemente existen otros factores:

A) En primer lugar, existe una compresión del ganglio espinal que provoca un fuerte dolor debido a tres mecanismos diferentes:

– compresión directa por la hernia
– isquemia debido a la compresión de las pequeñas arteriolas que lo nutren
– agresión de las células del ganglio por sustancias irritantes liberadas por la reacción inflamatoria perihernial.

La situación del ganglio en relación con la hernia es por tanto muy importante. Parece ser que los individuos cuyo ganglio se encuentra situado frente al disco tienen mayores posibilidades de desarrollar una ciática que los demás.

B) A continuación aparece la inflamación perihernial, probablemente debida a la irrupción espontánea del *nucleus* en el espacio epidural, que contiene, como se sabe, inmunoglobulinas cuya presencia va a desencadenar una reacción inflamatoria local con dos consecuencias:

– La raíz, mucho más sensible a la compresión, se convierte en una fuente de dolor;
– Las enzimas de la reacción inflamatoria (entre ellas la fosfolipasa A2) poseen una acción neurotóxica que agrede la raíz y provocan lesiones que también serán fuente de dolor. Estas enzimas actúan de igual forma sobre el ganglio espinal (*cf. supra*).

Esta agresión podría, en un principio, afectar solamente a las fibras nerviosas periféricas que finalizan en las nalgas y en la parte alta del muslo pero, al ganar en intensidad, podría llegar a afectar las fibras centrales que alcanzan el pie y los dedos. De esta manera se explicarían las diferentes ciáticas que descienden a mayor o menor distancia.

C) *Otros elementos que intervienen.*

- La irritación de fibras radiculares pertenecientes al sistema nervioso-vegetativo provoca una vasoconstricción de las arteriolas cutáneas (de ahí la sensación de los pies fríos) y musculares del miembro inferior así como alteraciones del metabolismo muscular, parecidas a lo que se observa en casos de hipoxia. Estas alteraciones podrían intervenir en las manifestaciones miálgicas.
- La hiperexcitabilidad de las neuronas de la rama posterior de la médula debido a la compresión ciática es el origen de una hiperalgesia cutánea en la totalidad o parte del territorio de la raíz correspondiente. También podría estar implicada en la manifestaciones celulálgicas.

IV. Complicaciones de la ciática común

Son dos: la ciática paralizante y el síndrome de la cola de caballo.

- La ciática paralizante se manifiesta por una parálisis de los músculos inervados por la raíz comprimida. Paradójicamente, el dolor disminuye o desaparece cuando se presenta la parálisis. La experiencia ha demostrado que una intervención, incluso llevada a cabo rápidamente, no siempre permite la recuperación puesto que se trata en general de una isquemia de la raíz con muerte de los axones.
- El síndrome de la cola de caballo es la consecuencia de una hernia masiva que aplasta el saco dural y las raíces de la cola de caballo que contiene en su interior (a este nivel de S2 a S5) que se continúa con una parálisis y una pérdida de sensibilidad completa de

los músculos del periné en los casos más graves (con parálisis vesical, impotencia en el hombre y pérdida de toda sensibilidad en la mujer). Afortunadamente se trata de un trastorno muy poco frecuente cuya evolución normalmente lenta permite llevar a cabo una intervención descompresora que llegado el caso adquiere carácter de urgencia.

V. Las pruebas complementarias

Una serie de reuniones de consenso han determinado la lista de las pruebas útiles en caso de ciática, detallando para cada una de ellas las ventajas y los inconvenientes. Durante las tres primeras semanas, se recomienda no practicar ningún tipo de prueba, excepto radiografías ocasionales en el caso de que el paciente no posea ningún examen radiológico. El escáner, prueba muy solicitada por los pacientes, sólo es útil si se sospecha una causa diferente a la hernia discal o si se decide un tratamiento radical (cirugía o nucleolisis), en general nunca antes de un mes de evolución de la enfermedad. La resonancia magnética y la saco radiculografía no tienen, en principio, ningún interés en la ciática discal simple.

VI. Tratamiento de la ciática común

1. El tratamiento conservador. En los casos agudos, el reposo en cama es indispensable ya que en posición estirada la presión intradiscal disminuye y la inmovilización favorece la regresión de las manifestaciones inflamatorias. En el resto de los casos, es suficiente llevar un corsé rígido inmóvil durante tres semanas.

Algunos pacientes se encuentran peor después de una noche en cama o simplemente no soportan el reposo absoluto. En ambos casos podemos admitir que la descarga del disco que supone la posición estirada se acompaña de una expansión del *nucleus* por rehidratación que a su vez conlleva un aumento de la presión intradiscal generadora de dolores. A estos pacientes es mejor recomendarles el corsé inmóvil.

Los medicamentos, tales como antiinflamatorios intramusculares, antálgicos o descongestionantes, también cumplen su función en el tratamiento de la ciática. La mayor parte de los reumatólogos recurren a las infiltraciones de derivados de la cortisona en el interior del espacio epidural. De hecho sabemos que las reacciones inflamatorias periherniales son muchas veces más molestas que la propia hernia, sin embargo, el efecto de las infiltraciones es desgraciadamente imprevisible, a veces espectacular y muchas otras molesto. En cualquier caso, no provocan ningún inconveniente si se realizan correctamente, a pesar de lo que diga la opinión pública, muchas veces mal informada... Una vez el paciente se ve aliviado pueden llevarse a cabo otro tipo de tratamientos.

- Las manipulaciones vertebrales, siempre practicadas por un médico, pueden ser muy útiles y producir resultados a veces espectaculares.
- Las posturas antálgicas en hiperlordosis (o en cifosis si la extensión es dolorosa), mantenidas durante algunos minutos y repetidas varias veces al día han sido propuestas a partir de los trabajos del kinesiterapeuta neozelandés MacKenzie.
- Las manifestaciones célulo-miálgicas se ven beneficiadas a menudo por inyecciones en las zonas sensibles o por tratamientos mediante masajes o estiramientos.

- En Francia, se recurre normalmente a los masajes antálgicos junto a una gimnasia de reeducación del mismo tipo que la utilizada para las lumbalgias (cf. *infra*) para concluir el tratamiento.

De esta forma se curan el 90% de las ciáticas, en un tiempo medio de dos a tres meses.

2. El tratamiento quirúrgico. El tratamiento quirúrgico es el más antiguo método radical de la ciática (1933) y también el más eficaz con un porcentaje de éxito de aproximadamente el 90%. La intervención consiste en abordar el disco abriendo una pequeña brecha a través del arco posterior para después realizar un curetaje de la hernia y el interior del disco de manera que el cirujano retira la totalidad del *nucleus*. Si es necesario también se puede efectuar una acción complementaria, suprimiendo los osteofitos agresivos o ensanchando un *foramen* demasiado estrecho. La hospitalización dura una semana y el paciente puede retomar su actividad normal al cabo de cuatro semanas.

Este tipo de tratamiento está indicado cuando no se obtiene una evolución favorable tras aproximadamente seis semanas como media, de tratamiento conservador. Este tiempo de espera variará según los casos, reduciéndose cuando el dolor inmovilice al paciente o alargándose cuando la molestia es moderada en cuyo caso se hace preferible esperar.

¿Por qué esperar? ¿Por qué no operar rápidamente? La cirugía no sólo tiene cualidades. Si prescindimos del riesgo relacionado a la anestesia general, insignificante en un individuo con buena salud, y la ausencia laboral de un mes, la intervención presenta dos inconvenientes:

A) El primero está relacionado con el carácter completo del curetaje discal. Privado de su *nucleus*, el disco se pinzará rápidamente de lo que se deriva la posibilidad de lumbalgias a medio o largo plazo y, además con frecuencia se pierde fuerza en los músculos de la espalda, de hecho, suele decirse a los pacientes que la cirugía cura la ciática pero no las lumbalgias.

Cuando una hernia se cura espontáneamente o tras un tratamiento conservador, no se observa pinzamiento, al menos inmediatamente, por lo cual es conveniente que el paciente espere mientras la duración del período preoperatorio no reduzca la calidad de los resultados de la cirugía.

B) La segunda complicación, afortunadamente muy poco frecuente, está relacionada con la persistencia o la reaparición de la ciática postoperatoria en cuyo caso se hace necesario la realización de un escaner o un IRM.

- Si se trata de un fragmento del *nucleus* que se ha separado posteriormente, ha migrado y por tanto produce una nueva hernia es necesario volver a operar (12% de los casos).
- En ocasiones, el curetaje del disco no actúa sobre la causa de la ciática, es decir, la intervención ha sido incompleta (persistencia de una compresión ósea en el *foramen* o por canal estrecho, 65% de los casos) o llevada a cabo sin necesidad sobre hernias inexistentes o demasiado pequeñas para ser las responsables de algo (desconfiemos de los escáneres que mencionan una "punta de hernia"). En este caso estamos frente a un fracaso, seguramente debido a que el análisis semiológico y paraclínicos no han sido suficientes lo que demuestra la importancia de la colaboración

entre un médico especialista de la espalda y el cirujano en estos casos difíciles.

- Finalmente, puede ocurrir que la reaparición del dolor esté relacionada con una fibrosis epidural (8% de los casos) que ha tomado el lugar que hasta ahora ocupaba la hernia. La fibrosis es un tipo de cicatriz gruesa, postoperatoria, desarrollada en el espacio epidural que aprisiona la o las raíces. Estudiaremos la fibrosis en el capítulo siguiente.

3. La nucleólisis. En 1956, un americano preocupado en estudiar los efectos sobre las estructuras cartilaginosas de enzimas extraídas de la papaya aplicó una inyección a un conejo de laboratorio cuyas orejas se desplomaron al cabo de dos días. Había nacido la nucleólisis cuyo proceso consiste en inyectar la quimopapaína, la enzima en cuestión, en el *nucleus*, que provoca una despolimerización de los proteoglicanos por deshidratación. El efecto difunde hasta la hernia, siempre y cuando las condiciones anatómicas lo permitan, y la hace desaparecer rápidamente.

La nucleólisis viene desarrollándose en Francia desde hace aproximadamente 20 años, bajo los auspicios primero de Troisier y después de Menkes. Se lleva a cabo bajo control radioscópico, sobre un paciente sometido a una neuroleptanalgesia, tras haber comprobado la ausencia de alergia a la sustancia. La hospitalización es más corta que para la cirugía y la incorporación al trabajo mucho más rápida (tres semanas aproximadamente). Los resultados globales apreciados a un mes vista son algo inferiores (60 a 80%) pero el riesgo de fibrosis es nulo. Los inconvenientes de la nucleólisis están relacionados con la manera de actuar: el pinzamiento rápido del disco que provoca la deshidratación del nódulo aumenta el riesgo de lumbalgias posteriores al igual que la cirugía, es decir, aproximadamente el 30% de los casos. Sin embargo se ha podido observar una reexpansión del nódulo, nuestro conejo pudo comprobarlo, sus orejas se enderezaron al poco tiempo de realizada la experiencia.

En cualquier caso, si este tratamiento no funciona puede recurrirse a la cirugía.

4. Otros métodos:

A) La nucleotomía consiste en introducir una cánula en el disco y retirar mediante la ayuda de curetas finas un poco de *nucleus,* a continuación se produce un descenso de la presión intradiscal que se espera se continúe en la hernia. Aplicada de manera sistemática produce resultados algo peores que la nucleólisis pero en contrapartida, se puede decir que actúa muy bien cuando existe una hiperpresión intradiscal.

En estos momentos para evaluar este método se necesitan más datos.

B) El láser, introducido en el disco a través de una cánula de nucleotomía, se encuentra indiscutiblemente rodeado de un aura de progreso tecnológico. Caro, difícil de manejar y potencialmente peligroso, sus ventajas todavía no se conocen.

5. ¿ Qué escoger ? – Podemos entender fácilmente que lo más adecuado e interesante es conceder el máximo de oportunidades posibles al tratamiento conservador puesto que es el más respetuoso con el disco y no posee contraindicaciones. El tiempo mínimo de espera es de un mes salvo en los casos de ciática hiperálgica en el cual puede reducirse, pasado este tiempo, si el paciente no puede soportar el dolor, habrá que escoger entre la cirugía o la nucleólisis según su situación anatómica o la presión de una compresión ósea asociada. El escáner será el responsable de realizar la primera selección, en cuanto al resto, el médico y el paciente deberán escoger entre un método muy eficaz pero radical que permita tratar un factor óseo asociado u otro menos eficaz pero también menos pesado.

CAPÍTULO VIII

LOS DEMÁS DOLORES RADICULARES

I. Otras causas de la ciática

1. Canal lumbar estrecho. Por canal lumbar, se entiende el canal vertebral lumbar, el cual contiene el saco dural y en cada estadio el par de raíces que sobresalen. El canal lumbar se encuentra rodeado de estructuras deformables por el envejecimiento tales como el disco y las apófisis articulares posteriores, de forma que un abombamiento del disco (discopatía degenerativa) asociado a una hipertrofia artrósica de las apófisis articulares puede disminuir considerablemente su diámetro, sobre todo si se asocia una hipertrofia de los ligamentos amarillos y una disminución de los pedículos (fig. 7). La estenosis opone una resistencia a la circulación venosa (muy densa en el espacio epidural) que no suele tener consecuencias si el caudal venoso es moderado, sin embargo, al iniciar el movimiento, aumenta considerablemente produciendo una dilatación de los plexos venosos y por tanto un incremento de la estenosis que perjudicará todavía más la vascularización de las raíces nerviosas. Todo ello da origen al particular dolor asociado a un canal lumbar estrecho: dolor de tipo ciático o crural, no demasiado bien definido, a menudo bilateral y sobretodo asociado al movimiento. El espacio recorrido tras el cual aparece el dolor es constante en cada paciente concreto, por ejemplo, después de andar 500 metros, y se denomina perímetro de marcha. Este espacio se denomina perímetro de marcha, su

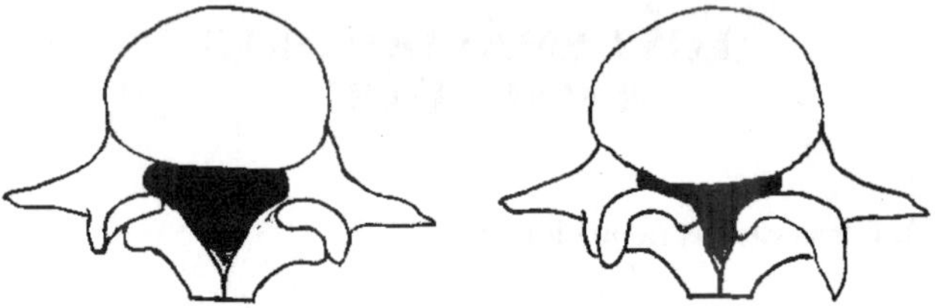

Figura 7: *Izquierda, canal vertebral normal. Derecha, canal lumbar estrecho con estenosis central y lateral.*

tamaño está relacionado con la gravedad de la estenosis, y una vez pasado su límite, el dolor aumenta muy rápidamente obligando al paciente a detenerse y sentarse para poder recuperarse. La flexión del tronco hacia adelante también consigue aliviar el dolor, así una vez recuperado podrá reanudar el camino pero nunca más allá de 500 metros, momento en el cual el dolor aparecerá de nuevo, convirtiendo su paseo en una auténtica carrera por etapas. Durante el proceso evolutivo de la enfermedad, estas etapas irán reduciéndose en distancia hasta llegar un momento en que incluso la vida cotidiana sea imposible de sobrellevar. En casos extremos, cuando la estenosis es muy grave, las raíces son comprimidas directamente y el dolor se hace permanente e incluso puede asociarse a una incontinencia vesical. El escaner es, en estos casos, la mejor prueba para estudiar la morfología del canal y medir sus diámetros.

En las formas moderadas, el tratamiento se basa en infiltraciones epidurales, inyectando, bajo control radioscópico, grandes cantidades de suero fisiológico (50 cc) que ejercen un efecto de lavado junto a un antiinflamatorio a base de cortisona. El tratamiento de una inyección semanal durante seis semanas arroja un 50-60% de buenos resultados que siempre deben completarse con una reeducación en hipolordosis. En los casos en que no se obtengan resultados o en las formas más graves, sólo la cirugía puede proporcionar resultados eficaces en cuyo caso además del escáner, será necesario realizar una saco-radiculografía para explorar el contenido del saco dural e identificar perfectamente la estenosis tanto en extensión como en altura. La intervención consiste en agrandar el diámetro del canal allí donde se ha establecido la estenosis practicando una ablación de las lamelas vertebrales, proceso del cual se deriva el nombre de laminectomía con el que se denomina este tipo de intervención quirúrgica. La laminectomía es una operación relativamente simple que proporciona excelentes resultados.

2. Las ciáticas por estenosis del *foramen*. Es posible que el *foramen* se estreche debido a una osteofitosis procedente del disco o por un hipertrofia artrósica de la apófisis articular posterior. Este estrechamiento puede también alcanzar al *recessus,* una especie de embudo óseo situado en la parte interna del *foramen* L5-S1 en cuyo caso la raíz correspondiente se comprime y el paciente puede sufrir ciática. La posible asociación de esta estenosis con una hernia discal que la descompensa debe ser tenida en cuenta puesto que operar un hernia o efectuar una nucleólisis prescindiendo de la estenosis (en el caso de que exista) puede ser el origen de un gran número de fracasos de estos dos tratamientos.

3. Irritación extra vertebral del nervio ciático:

- Los ligamentos de Hoffman son unas formaciones fibrosas extra vertebrales que sujetan las raíces lumbares (y particularmente las más gruesas del nervio ciático) a los orificios de conjugación. Si se limita su movilidad podrían ser irritadas debido a tirones repetidos.
- Las varices. El orificio de conjugación contiene venas que rodean las raíz. En caso de dilatación de estas venas (varices) o de adherencia alrededor de la raíz, ésta puede verse comprimida siendo el tratamiento quirúrgico la única forma de curación posible.
- El síndrome de músculo piramidal. El músculo piramidal, que se extiende desde el sacro hasta la parte alta del fémur, sitúa la pierna en rotación externa y marca junto a otros músculos la frontera anatómica entre la excavación pelviana y la nalga. El nervio ciático pasa de una a otra nalga y es por esta razón que el músculo piramidal adquiere tanta importancia de manera que si lo más corriente es que la ciática alcance la nalga pasando bajo el extremo inferior del músculo, en ocasiones puede llegar a penetrar en él y así cualquier alteración del músculo repercutirá sobre el nervio. Podríamos decir que un simple hematoma o una contracción podrían afectar el nervio, pero sólo en teoría ya que sólo se trata de una posibilidad descrita en 1936 que todavía no ha sido comprobada. Las ciáticas atribuidas al piramidal se distinguen de las ciáticas comunes por su carácter truncado que no alcanza nunca más allá de la rodilla aunque las ciáticas comunes también pueden presentar esta característica. Otro signo que permite distinguir este tipo de ciáticas es que el piramidal es muy sensible a la presión y al estiramiento.

El tratamiento para la ciática piramidal es local mediante infiltraciones y maniobras que eliminen la contracción muscular.

Estos obstáculos anatómicos que impiden el paso libre del nervio explican probablemente un determinado número de ciáticas que no presentan un elemento compresivo visible en el escaner.

4. Las ciáticas por "fibrosis epidural". La fibrosis es un tipo de cicatriz postoperatoria que ocupa el espacio epidural que normalmente aparece en los pacientes que han sido operados de ciática aunque en la mayoría de los casos se trata de un fenómeno natural que no suele ir acompañado de dolor. Tras una operación de ciática y una vez se ha conseguido la curación, normalmente se desarrolla fibrosis en el lugar que anteriormente ocupaba la hernia. En ocasiones, esta fibrosis puede hacerse extensiva y como si fuera un guante acaba aprisionando las raíces y por tanto provocando dolor.

En materia de ciática, éste es el problema más preocupante aunque afortunadamente también es el menos frecuente.

A) La fibrosis está relacionada con el acto operatorio, con la disección y con las micro hemorragias que lo acompañan, hasta tal punto que una reintervención por repetición de la hernia favorece su aparición y eliminarla quirúrgicamente provoca una recaída aún más importante. Todos los estudios han demostrado que a medida que aumenta el número de operaciones, los resultados son cada vez peores. Parece ser que la fibrosis se ve favorecida por un déficit en las enzimas fibrinolíticas cuya función es la de limitar el proceso de coagulación sanguínea.

B) El dolor no sólo se debe a la compresión que la fibrosis ejerce sobre las raíces. La fibrosis fija las raíces, cuyo funcionamiento normal es el de desplazarse libremente en función de los movimientos de la columna, de manera que se ven sometidas a estiramientos e isquemias continuas que provocarán lesiones de los filetes nerviosos, hipersensibilidad de los receptores nociceptivos y modificaciones e hiperactividad de la rama posterior de la médula origen de los dolores denominados neuropáticos caracterizados por descargas intermitentes y un fondo doloroso continuo. Este tipo de dolor es muy difícil de curar.

C) *¿Qué podemos proponer a estos pacientes?*

- Las inyecciones epidurales repetidas (asociando suero, anestésicos y corticoides) y aplicadas con una gran presión, pueden conseguir, teóricamente, disociar la fibrosis y reducir los fenómenos inflamatorios locales.
- Los antálgicos son siempre útiles pero moderadamente eficaces. Algunas terapias intentan reforzar la acción filtrante e inhibidora de las interneuronas de la rama posterior de la médula espinal mediante medicamentos de la clase de los antidepresivos tricíclicos, estimulaciones eléctricas transcutáneas o incluso mediante la implantación de un estimulador epidural. Actualmente se ha probado la capsicina, en forma de pomada, que lesiona las fibras no mielínicas responsables de la vehiculización de los impulsos nerviosos dolorosos.
- Las terapias comportamentales y cognitivas son utilizadas en los centros antidolor (cf. último capítulo).

Desgraciadamente, ninguno de estos tratamientos es eficaz al 100% y los pacientes que padecen de fibrosis epidural figuran entre los calificados como disminuidos físicos debido a la espalda.

D) *¿Existe prevención para la fibrosis?* – La mejor prevención consiste en evitar la operación salvo en aquellos casos que realmente necesiten de la cirugía tales como las ciáticas debidas a un problema entre la hernia y la raíz bien localizadas por el escáner (repetimos: existen hernias que no producen problemas y ciáticas sin hernia) y al mismo tiempo rebeldes a un tratamiento conservador suficientemente prolongado habiendo hecho uso previamente de auténticas infiltraciones epidurales y de una auténtica inmovilización lumbar mediante un corsé rígido.

Una vez agotadas estas condiciones, y desde hace algunos años, se recurre a la microcirugía en la cual la vía de acceso es mucho más pequeña, sin embargo, volvemos de nuevo a la encrucijada inicial ya que no existe tampoco ninguna ventaja decisoria para este método que, por otra parte, es incapaz de reparar una estenosis lateral asociada, en cuyo caso la decisión corre a cargo de la preferencia personal del cirujano. La nucleólisis podría evitar el riesgo pero los fracasos de este tratamiento obligan a intervenir de nuevo, de manera que se nos plantea la cuestión de averiguar si estas hernias rebeldes no son precisamente, las más expuestas a la fibrosis.

II. La cruralgia

La cruralgia fue descrita en 1925 como un dolor proyectado en el territorio del nervio crural, es decir, desde la ingle hasta la cara anterior del muslo. En el caso de que la raíz L3 se encuentre implicada, el dolor se detiene en la rodilla, por el contrario, si la raíz afectada es la L4, alcanza la cara interna de la pierna hasta el tobillo. Diez veces menos frecuente que la ciática, suele ir relacionada con una hernia discal.

Aunque su origen parecía discal debido a las circunstancias de su aparición y a la rigidez lumbar que la acompaña, las pruebas radiológicas utilizadas anteriores a la era del escáner no conseguían visualizar, más que muy raramente, la presencia de una hernia por lo que su origen se solía asimilar a un patología "esencial" (sin causa mecánica) relacionada con la diabetes e incluso algunos estudios, estadísticamente probados, llegaron a decir que una cruralgia revelaba indiscutiblemente una diabetes.

La llegada del escáner restableció la auténtica causa, es decir, hernias muy laterales en el orificio de conjunción y por tanto invisibles en las pruebas radiológicas clásicas que sólo estudiaban el saco dural y la salida de las raíces y no su parte discal.

Para el resto, evolución y tratamiento, la cruralgia es idéntica a la ciática.

III. La meralgia parestésica

La meralgia (en griego dolor del muslo) parestésica es una neuralgia del nervio lateral del muslo (nervio fémoro-cutáneo) procedente del *foramen* L2-L3 y que se convierte en superficial a nivel de la espina anterior y superior de la pelvis en la parte externa de la ingle.

Aunque poco frecuente, la meralgia es interesante por el proceso de su mecanismo. Fue descrita a finales del siglo XIX por un cirujano militar de los caballeros prusianos, cuya armadura, demasiado ajustada, les comprimía la ingle y por tanto el nervio. El dolor, de tipo quemadura, se extiende por la cara externa del muslo y se acompaña de una pérdida de sensibilidad en el territorio doloroso.

Otras causas de la meralgia parestésica pueden ser una compresión del nervio por la arcada fibrosa de la ingle o un padecimiento en el segmento L2-L3.

IV. La neuralgia cérvico-braquial (NCB)

Pausianas, historiador griego del siglo II, cayó un día de su carro de caballos y a partir de entonces se empezó a quejar de cervicalgias seguidas de dolores en el brazo y pérdida de sensibilidad en los dos últimos dedos. Ninguno de los médicos consultados, aplicando sus tratamientos sobre la mano del paciente, pudieron conseguir su curación, hasta que Pausianas reclamó los servicios de Galeno, médico romano muy conocido que había obtenido numerosos éxitos en el tratamiento de las afecciones dolorosas del cuello. Galeno describió el primer caso de neuralgia cérvico-braquial con las siguientes palabras: "Tratando el cuello y no los dedos es como consigo obtener estos sorprendentes resultados".

La NCB, denominada ocasionalmente ciática del brazo, consiste en una radiculalgia de origen vertebral que parte del cuello y alcanza el miembro superior para finalizar, en función de la raíz afectada, en el pulgar (NCB C6), sobre el dedo medio (NCB C7) o sobre el meñique (NCB C8).

Al igual que la ciática, es debida a una hernia discal en los individuos jóvenes y a un problema entre la raíz y una artrosis procedente del disco y de las apófisis unciformes (uncartrosis) en los individuos de más edad. También, como en la ciática, la NCB puede ser extremadamente dolorosa incluso e producir insomnio en la fase aguda. El cuello se encuentra rígido y presenta un fuerte dolor que se irradia hacia el brazo y hacia los dedos siendo frecuente una pérdida de la sensibilidad en las yemas.

El mejor tratamiento es la cortisona intramuscular durante ocho días, muy eficaz debido al componente inflamatorio que interviene en este tipo de afecciones, asociada a un collar cervical de contención y completada con infiltraciones de la raíz. Con este tratamiento, la evolución es a menudo favorable debido a que las hernias cervicales, probablemente más hidratadas que sus homólogas lumbares, también se deshidratan más rápidamente; sin embargo es posible que con los años pueda aparecer un pinzamiento discal. Determinados casos no responden al tratamiento y siguen presentando dolor, es entonces cuando se debe recurrir a la cirugía (ablación de la hernia con o sin fusión de dos vértebras) o incluso a la nucleólisis.

CAPÍTULO IX

LA LUMBALGIA COMÚN

I. El examen de lumbalgia

El examen que debe realizarse a un paciente aquejado de lumbalgia es un ejercicio difícil ya que los síntomas que se presentan son poco variados ("me duele la espalda") frente a la variedad de casos posibles. La columna lumbar es una estructura profunda poco accesible a la palpación y la función del médico es también "no dejar de lado" una enfermedad grave (infección, tumor) que puede enmascararse con un simple dolor. Sin embargo, estos detalles pueden aplicarse a todos los dolores vertebrales.

1. El interrogatorio del paciente

- ¿Qué es lo que agrava el dolor? Normalmente se trata de un movimiento o una posición particular: la hiperlordosis (de pie marcando el paso, acostado sobre el vientre), la hipercifosis (mucho tiempo sentado inclinado hacia adelante) o la torsión. La agravación tras el mantenimiento prolongado de una misma posición indica una pérdida de elasticidad del disco, así, el reposo en posición estirada sobre la espalda y posiciones que implican estiramiento de los músculos lumbares (acurrucado en la cama) son normalmente posturas que alivian el dolor.
- El horario de los dolores: algunos de ellos aparecen preferentemente por la noche, pudiendo indicar una inflamación discal importante, una hiperpresión en el disco o simplemente una cama en mal estado, otros

sobrevienen al final del día (¿deshidratación demasiado rápida del disco?) y finalmente el resto no presenta un horario específico en particular.

- La topografía del dolor es el tercer elemento importante: medianos y puntuales, en barra, paramedianos a 2 ó 3 cm de la línea de las apófisis espinosas, claramente laterales o descendentes hacia la nalga o la ingle. Teóricamente, la topografía suele estar en función de la estructura afectada.
- Finalmente, el interrogatorio aporta elementos muy valiosos sobre la psicología del paciente, su equilibrio, la presencia de un estado ansioso o de una reacción depresiva.

2. El examen continúa con la inspección de la columna en posición derecha, en busca de una posición antálgica (en los casos de dolores agudos) o de un trastorno estático (escoliosis, hiperlordosis, balanceo de la pelvis). Pidiendo al paciente que se incline hacia adelante, hacia atrás y sobre los costados, el médico apreciará la flexibilidad general y, sobre todo, intentará provocar un dolor que podrá proporcionarle alguna indicación sobre la estructura afectada.

3. La siguiente etapa es la palpación de los tejidos cutáneos y musculares y de la cresta ilíaca. La piel que recubre la región lumbar se encuentra inervada por nervios que proceden de la charnela torácico lumbar, de forma que una hiperestesia provocada por un pinzamiento del pliegue cutáneo indica una afección de estos nervios. Los músculos pueden aparecer dolorosos a la palpación, más o menos contraídos, en particular los glúteos, el piramidal y los paravertebrales y presentar en su seno unos "cordones" muy sensibles (cordones miálgicos) en los que la presión puede ocasionalmente reproducir el dolor presentado por el paciente. Finalmente, la palpación de la cresta ilíaca proporcionará una gran cantidad de detalles: de la parte interna a la externa, el dedo encuentra la espina ilíaca (zona de inserción de ligamentos), tras la cual sobre unos 4 ó 5 cm, la inserción de la fascia torácico lumbar y los músculos paravertebrales, a 7 cm, son el paso de la variante cutánea de la rama posterior de L1, situada en una posición más lateral las inserciones musculares. Comprobar que existe una estructura anatómica dolorosa en el lugar preciso donde el paciente se queja, es de capital importancia.

4. La última etapa del examen es la palpación de la columna o examen segmentario (R. Maigne). Con anterioridad a este autor no existe ninguna otra técnica codificada para el examen vertebral. Su idea fue la siguiente: no podemos imaginar que un segmento vertebral sea la fuente de dolor sin que ese mismo segmento no presente también dolor cuando se le solicita de manera intensa. Para ello, Maigne describió cuatro maniobras sucesivas: presión sobre las apófisis articulares posteriores, presión directa y después lateral sobre la apófisis espinosa y finalmente presión sobre el ligamento interespinoso. Para facilitar el examen, aconsejaba instalar al paciente de través sobre la mesa, posición que elimina la lordosis lumbar y aproxima las vértebras a la piel.

Para una lumbalgia, estas cuatro maniobras deben ser realizadas de T9 a S1, en los costados derecho e izquierdo, proporcionando así una serie de detalles concordantes, es decir, cuando una de ellas es dolorosa al ser aplicada sobre una estadio vertebral las otras tres también lo son, además, también ayudan a identificar la estructura afectada.

II. Pruebas complementarias

Las radiografías básicas consisten en una visión lumbar de frente y de perfil y una de la pelvis vista de frente. Otras pruebas interesantes pueden ser, por ejemplo, las panorámicas, un centrado particular sobre un disco, radiografías en hiperflexión e hiperextensión, etc. De nada sirve, sin embargo, multiplicar este tipo de pruebas, de hecho, radiografías de tres o cuatro años son a menudo suficientes. El escáner y la resonancia magnética carecen de interés excepto en determinados casos de lumbalgia, y, en vistas del elevado número de pruebas inútiles realizadas, podríamos estar frente a una fantástica vía para ahorrar elevadas sumas de dinero. Esperemos que los pacientes se den cuenta.

Las pruebas biológicas son inútiles en el cuadro de dolores denominados comunes, a excepción del caso particular de la osteoporosis.

III. Los diferentes posibles orígenes de las lumbalgias

1. El disco

A) *El lumbago por esguince discal.* El lumbago nunca pasa desapercibido. Este dolor lumbar agudo, resultado de un falso movimiento que combina la torsión y la flexión del tronco, inmoviliza al paciente con la espalda curvada hacia adelante de forma que el más mínimo gesto, los esfuerzos de presión abdominal (tos, defecación) se hacen intolerables. El dolor agudo disminuye bastante rápidamente (de algunas horas a dos días generalmente), pero la molestia permanece considerable durante aproximadamente cuatro o cinco días para después atenuarse poco a poco y desaparecer completamente una o dos semanas más tarde. El cuadro clínico es clásico y un tratamiento por inmovilización e infiltración disminuye considerablemente la intensidad del dolor.

Desde comienzos de este siglo, el lumbago intrigaba a los médicos que lo atribuían a una inflamación de las apófisis articulares posteriores lumbo-sacras (en Francia) o a un esguince de la articulación sacro-ilíaca (Estados Unidos). Cincuenta años más tarde, de Sèze lo achacaba al bloqueo de un fragmento de nódulo en una fisura del *anulus.* Actualmente se le considera como la manifestación ruidosa de un desgarro más o menos extenso de fibras anulares, así, como el disco posee las características de un ligamento, el lumbago puede ser considerado como un esguince discal, parecido a un esguince de tobillo, por ejemplo.

El proceso de cicatrización de las rupturas anulares es incompleto y la zona de cicatrización es más frágil que las fibras originales haciendo más probables las recaídas. A más largo plazo, la presencia de una fisuración induce una degeneración del disco y por tanto un mayor riesgo de lumbalgias. Finalmente, si la fisura es suficientemente ancha, puede llegar a propiciar una hernia discal, tanto de inmediato como durante una recaída, transformando así un lumbago en ciática.

También existen formas más moderadas de lumbago que vienen a añadirse a la evolución de las lumbalgias crónicas.

B) *Las otras lumbalgias agudas.* El lumbago discal no es la única causa de dolor agudo. La mayor parte de las lesiones que vamos a estudiar pueden dar lugar también a dolores agudos, pero en estos casos no existen las posturas antálgicas.

C) *La lumbalgia discal crónica.* La lumbalgia discal representa el capítulo más importante en el estudio de las lumbalgias. Fue de Sèze quien, en los años cincuenta y a partir de sus trabajos personales y los estudios americanos, estableció la degeneración discal como la causa de los dolores lumbares. Fue el período del "reinado del disco", desgraciado para quien padecía de lumbalgias y no presentaba un disco pinzado en sus radiografías, puesto que automáticamente su dolor era tildado de psicológico.

La concepción actual es evidentemente mucho más diversificada y aunque el disco permanece como elemento central en la patología vertebral común, los dolores discales son reconocidos como de naturaleza muy diferente y lo que es más, la debilitación discal, a menudo asintomática, puede alterar el funcionamiento normal de otros elementos del trípode vertebral y ser la causa real, aunque escondida, de dolores de origen articular posterior, ligamentosos o musculares por ejemplo.

Por razones didácticas, separaremos los dolores procedentes del *anulus* de los del *nucleus*, aunque en realidad se encuentran muchas veces íntimamente relacionados.

a) Lesiones de las fibras del anulus.

- La ruptura de fibras anulares no es siempre el origen de un lumbago sino que además puede aparecer asintomática, con alternancia de fases de cicatrización y de nuevas fisuras, que provocarán manifestaciones intradiscales dolorosas. Experimentalmente, la estimulación del anillo implica una contracción de los músculos espinosos y este arco reflejo elemental percibe las contracciones musculares a menudo dolorosas, que acompañan a la degeneración discal sintomática.

- Esta degeneración puede también comprometer la función ligamentosa del disco introduciendo un cierto grado de laxitud en el segmento móvil, lo que denominamos inestabilidad. Todavía no conocemos bien los signos clínicos que pueden caracterizarla aunque dolores breves (algunos segundos o minutos) de aparición brusca tras un mal movimiento pueden ser una manifestación. La inestabilidad concierne a todo el segmento móvil y podría provocar bloqueos en posiciones incorrectas de las vértebras.
  Sea lo que sea, la repercusión de esta lesión sobre las apófisis articulares posteriores y los músculos es prácticamente segura.
- Finalmente, la ruptura anular conlleva obligatoriamente una degeneración del nódulo (cf. *infra*).

b) La deshidratación del nucleus. Al principio, la hidratación del nódulo es normal por la mañana, pero desciende rápidamente a lo largo del día bajo los efectos de esfuerzos repetidos tales como la posición derecha estática o la posición sentada prolongada que aumenta en un 30% los esfuerzos discales. El dolor sobreviene normalmente al final de la jornada, en forma de incomodidad o dolor difuso en la parte baja de la espalda y se calma mediante el reposo o el caminar que permiten la hidratación del nódulo.

Poco a poco el estado de hidratación insuficiente se hará permanente y el disco soportará mucho peor los esfuerzos, incluso los más débiles.

Otra particular variedad de afección del *nucleus*, descrita con el nombre de "Internal Disc Disruption", afecta a individuos jóvenes que desempeñan trabajos manuales de esfuerzo, víctimas de un traumatismo en el cual el disco ha sido sometido a una compresión exagerada (a diferencia del lumbago en el cual se da una flexión y una torsión al mismo tiempo). Tras el accidente, estos individuos se quejan de dolores lumbares o lumbociáticos desencadenados tras cargar objetos pesados. El reposo no les alivia, además no existe ni hernia discal ni protrusión y el disco conserva una altura normal en las radiografías, en contrapartida, el nódulo aparece globuloso en el IRM y la discografía lo muestra inmediatamente doloroso a la inyección. ¿Qué ha ocurrido? Tras el traumatismo, el disco no conseguirá adaptarse a los grandes esfuerzos y una serie de reacciones químicas inapropiadas fabricarán en el nódulo metabolitos irritantes de manera que, al igual que si intentáramos exprimir un limón, el esfuerzo desplazaría estos productos del disco hacia el sistema venoso peridiscal y el espacio epidural irritando las fibras nerviosas regionales y produciendo dolor.

c) La artrosis discal (fig. 8). A medida que el disco degenera, el hueso subcondral[1] se densifica y la médula ósea que contiene se esclerosa asociándose una estasis y una hiperpresión venosa que aumentan todavía más el dolor. En un estadio extremo, el espacio discal se hace virtual y los dos cuerpos vertebrales prácticamente rozan entre sí.

Sin embargo, estas mismas lesiones existen también en individuos que jamás han padecido de la espalda y pueden ser perfectamente toleradas. El paso del estado indoloro al estado de lumbalgia reside sin duda en la química profunda del disco, todavía poco conocida.

2. Las lumbalgias de origen articular posterior. En 1933, Ghormley publicó un artículo en el que subrayaba

1. Hueso situado en contacto con la placa cartilaginosa y que además interviene en su metabolismo.

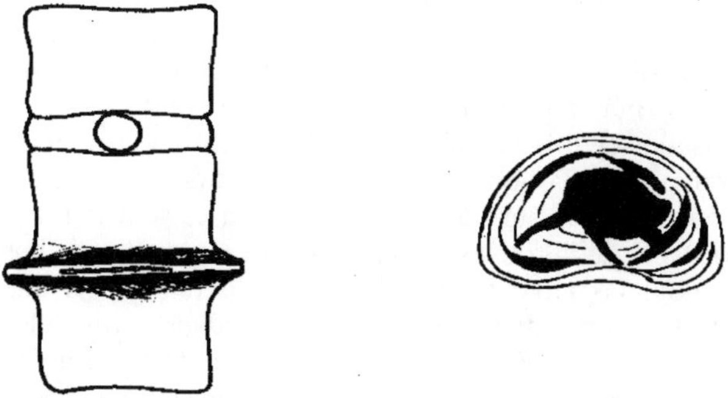

Figura 8: *Izquierda, artrosis del disco. Derecha, sección de un disco en degeneración.*

el probable papel de la artrosis de las apófisis articulares posteriores en los dolores lumbares crónicos e inventó el término de síndrome de las facetas. Diez años antes, el italiano Putti había estudiado su anatomía y atribuía las lumbo-ciáticas a las malas posiciones de las mencionadas apófisis articulares posteriores. Más tarde, el descubrimiento de la patología del disco las relegó a un segundo plano e incluso al olvido hasta que R. Maigne en Francia y Mooney y Robertson en los Estados Unidos evaluaron de nuevo su función y las calificaron como una de las grandes causas de las lumbalgias. Hoy en día podemos decir, a título ilustrativo, que estas estructuras intervienen en un tercio de los dolores lumbares.

Sin embargo, todavía no se conocen exactamente sus signos clínicos característicos. Los primeros trabajos se fundamentaron sobre los datos experimentales recogidos en individuos sanos y consideraban la lumbalgia articular posterior como un dolor lateralizado, aumentado por la hiperextensión lumbar (que impacta las apófisis articulares) y cuyas irradiaciones no alcanzaban más allá de la rodilla. Estudios más recientes, basados en la inyección de anestésico intra-articular en individuos con lumbalgias (con la idea de que sólo los pacientes que sufrieran de las articulares sentirían alivio) no pudieron evidenciar ningún signo típico. Las lumbalgias aliviadas por la inyección fueron las que afectaban a individuos de avanzada edad, cuyos dolores no aumentaban con la tos, no descendían por debajo de la rodilla y no se acompañaban del signo de Lasègue, es decir, todo lo contrario de una hernia discal. De hecho, los dolores de origen articular posterior suelen mezclarse con otros dolores de origen discal.

A) *La artrosis articular posterior.* La artrosis fue la primera lesión que se identificó en estas articulaciones. Esta afección suele alternar dolores mecánicos de frotación y accesos congestivos con derrame intraarticular aunque no necesariamente puesto que no existe ningún paralelismo entre la presencia de una artrosis y la aparición de dolores articulares posteriores. Por otra parte, las lesiones artrósicas precoces (reblandecimiento del cartílago) actualmente no son visibles bajo examen radiológico.

B) *Las demás afecciones de las apófisis articulares*

a) Meniscos articulares. Desde hace tiempo se conoce la presencia de una pequeña lámina fibrosa intraarticular que en un principio fue acusada de poder bloquear la articulación debido a falsos movimientos, produciendo tirones dolorosos en la cápsula en la que se inserta. Más tarde, el descubrimiento de terminaciones nerviosas libres en su interior hizo pensar que la propia lámina podía ser fuente de dolor. En ambos casos, estamos, sin embargo, frente a sendas hipótesis.

b) Crestas osteo-cartilaginosas. El cartílago suele estar recorrido por pequeñas crestas parecidas a ondas que se imbrican con las crestas del cartílago opuesto. A partir de esta condición anatómica se ha elaborado la hipótesis sobre la posibilidad de un bloqueo por mala posición.

c) Bloqueos en mala posición. En caso de inestabilidad discal, un bloqueo en mala posición de la vértebra no produciría demasiados efectos sobre el disco, pero si sobre las articulares debido a su pequeño tamaño y a la ausencia de elasticidad. De nuevo nos encontramos frente a una hipótesis.

d) Quistes. Finalmente, los poco frecuentes quistes que se desarrollan en las dependencias de las articulaciones son, sobre todo, causantes de ciática pero no de lumbalgias.

3. Las otras causas de las lumbalgias procedentes del arco posterior (fig. 5, pág. 26).

A) *Compresión de la ramas posteriores lumbares.*

- La vía interna de la rama posterior corre en contacto con la articular posterior. En 1956 se emitió la hipótesis de su irritación mediante osteofitos voluminosos (Lazorthes), por otra parte, este pequeño nervio abre, en la base de la articular, un pequeño túnel óseo que puede ser colapsado por la artrosis y por tanto sufrir compresión. Sin embargo, ningún examen permite visualizar una patología tan precisa, sólo una infiltración de anestésico inyectada en contacto estricto con el nervio bajo control radioscópico puede, puesto que produce alivio en el paciente, aportar un principio de argumentación.

B) *Problema entre las interespinosas.* En 1934, Baastrup, médico danés, observó en los repartidores de cerveza, que cargaban con pesadas cajas en hiperlordosis, la formación de una neo articulación entre las apófisis espinosas lumbares que acaban entrando en contacto. Hoy en día designamos como síndrome de Baastrup este contacto que puede ser doloroso en el caso de que exista una verdadera frotación interespinosa, sin embargo, esta anomalía frecuente en caso de hiperlordosis, de pinzamiento discal o de hipertrofia progresiva de las apófisis espinosas suele ser normalmente, indolora.

C) *Problema del istmo articular.* Una lordosis demasiado acentuada puede llevar a contacto el polo inferior de las articulares de L4 y el istmo de L5, especialmente en los movimientos de hiperextensión lumbar. Este contacto puede ser doloroso y ser origen de una pequeña reacción ósea, visible claramente en las radiografías panorámicas, en forma de una condensación.

4. Lumbalgias procedentes de las ramas posteriores cutáneas (fig. 9). La piel de la región lumbar se encuentra inervada por las vías cutáneas de las ramas posteriores con un desfase importante puesto que a nivel de la cresta ilíaca, frente a L4 y L5, se encuentran nervios procedentes de T12 y L1. Como todos los nervios sensitivos, pueden ser origen de dolores que se perciben en todo el territorio de inervación, tanto en la región de la cresta ilíaca como en la parte alta de las nalgas.

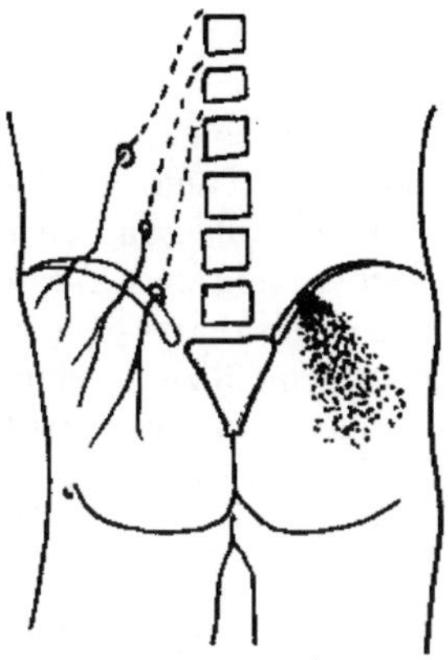

Figura 9: *Ramas posteriores cutáneas que inervan la región lumbar baja (lado izquierdo) y topografía del dolor (lado derecho).*

A) *El síndrome de la charnela torácico-lumbar.* Desarrollado por R. Maigne (1974), este síndrome designa un dolor que se percibe en el territorio de los nervios procedentes de la charnela torácico-lumbar y debido a una afección segmentaria de dicha charnela. Dicho de otra forma, la lumbalgia aparece en la parte baja de la espalda, lateralizada a derecha o a izquierda, pero su causa debe buscarse mucho más arriba, generalmente en T11-T12 o T10-T11, sin que el paciente sienta ningún dolor a ese nivel. La afección en uno de estos estadios se debe probablemente al hecho de que esta parte absorbe la mayor parte de la rotación del tronco, de ahí la frecuente patología por sobreutilización y el gran número de casos de anomalías de posición de las apófisis articulares, susceptibles de provocar pequeños bloqueos rotatorios. El cuadro clínico es bastante estereotipado, así además de la topografía del dolor y su aumento por la latero-flexión contralateral, existe una hipersensibilidad de la piel en el territorio de las ramas posteriores implicadas así como un punto doloroso muy sensible sobre la cresta ilíaca, a 7 cm de la línea media. Este punto, denominado punto de cresta, corresponde al paso de una de las ramas posteriores sensibilizada (la de L1) que el médico al realizar el examen comprime contra el hueso. El dolor puede irradiar a la cara externa de la cadera o a la ingle, en el territorio de la rama anterior de L1.

B) *El síndrome canular de la cresta ilíaca.* Esta misma rama posterior de L1 que cruza la cresta ilíaca a 7cm de la línea media, pasa a este nivel bajo una pequeña arcada aponeurótica susceptible de generar una fibrosis, especialmente en los individuos mayores de 50 años, y de comprimir el nervio, provocando entonces dolores que, partiendo del punto de cresta, irradian hacia la nalga. La inyección de un anestésico local confirma el diagnóstico aliviando inmediatamente al paciente. El tratamiento se fundamenta en inyecciones locales de antiinflamatorios, o, en caso de que sea necesario, en una mínima intervención (sección de la arca fibrosa) cuyo resultado es excelente.

C) *Ramas posteriores cutáneas y discopatía lumbosacra.* Estos mismos signos (hiperestesia cutánea, punto de cresta) pueden encontrarse en casos de discopatía lumbar baja dolorosa, es decir en una hernia discal. Investigadores japoneses han demostrado recientemente mediante experiencias complejas llevadas a cabo en ratas que el dolor que parte de uno de los discos lumbares bajos puede ascender hasta la charnela torácico-lumbar a través de fibras nerviosas situadas a contra corriente y de allí, difundirlas hacia los territorios de T12 y L1. De esta forma se explicaría la irradiación hacia la ingle de determinadas ciáticas que tanto habían hecho cavilar a los traumatólogos.

5. Lumbalgias y ligamentos. No hace demasiado tiempo, la distensión ligamentosa era considerada como la responsable de una gran parte de los dolores lumbares. Actualmente parece ser que su papel es bastante más reducido.

A) *Ligamentos ílio lumbares.* Este ligamento une las apófisis transversas de L5 a la pelvis y contribuye a la estabilidad de la charnela lumbo-sacra. Algunos lo consideraron como una causa habitual de las lumbalgias por tirón o inflamación de su inserción, actualmente, se cree que excepto en casos de espondilolistesis de gran desplazamiento, en la cual el ligamento se encuentra verdaderamente distendido (aunque no necesariamente produce dolor) no existe ninguna razón para calificarlo como causante de lumbalgias.

B) *Los ligamentos interespinosos* son algunas veces muy sensibles a la palpación y su anestesia suprime el dolor del paciente, sin embargo parece que en realidad el dolor es provocado por una bursitis interespinosa (síndrome de Baastrup).

6. Lumbalgias y músculos

A) *Músculos vertebrales.* La cuestión del papel que representan los músculos en los dolores lumbares está muy lejos de ser contestada, en realidad no es suficiente poseer unos buenos abdominales o una espalda musculada para liberarse de los dolores de espalda. En contrapartida, sabemos que una lumbalgia crónica siempre conlleva una pérdida moderada de fuerza y una discreta atrofia de los músculos paravertebrales cuyas causas podrían buscarse por ejemplo en la subutilización, en pequeñas lesiones de los nervios motores (ramas posteriores) o incluso en una hipovascularización de los músculos (cf. *infra*).

Otra de las cuestiones que preocupa a los especialistas de la espalda es si los músculos de la espalda pueden sufrir contracciones y ser ellos mismos una fuente de dolor en los individuos aquejados de una lumbalgia crónica.

Un arco reflejo relaciona el disco con los músculos paravertebrales y experimentalmente el dolor de uno conlleva una contracción de los demás que explica posiblemente el siguiente fenómeno descrito por algunos investigadores: cuando el dolor lumbar es unilateral, la atrofia de los músculos paravertebrales es menos marcada del lado doloroso y quizá la razón se encuentre en que este lado siempre se encuentra más o menos contraído.

En caso de ciática, determinados músculos de la parte posterior del muslo podrían presentar dolor por disminución de su vascularización y alteraciones en su metabolismo. Este hecho ha sido atribuido a una afección de las fibras nerviosas vegetativas del nervio ciático, de forma que podemos emitir la hipótesis de que quizá esta pueda ser la explicación para el dolor de los músculos lumbares cuyas ramas posteriores nerviosas también contienen fibras vegetativas.

Finalmente, los músculos lumbares se encuentran rodeados de una aponeurosis sólida e inextensible de manera que en determinadas circunstancias, tales como un esfuerzo físico prolongado, determinadas ciáticas, etc., ocurre que la presión intramuscular aumenta debido a esta ausencia de extensibilidad. Por otra parte, el propio aumento de la presión puede ser una fuente de dolor.

B) *Otros músculos.* En los individuos que padecen de lumbalgias, los glúteos son a menudo sensibles a la palpación. En determinados casos mucho menos frecuentes, la presión sobre la región muscular provoca dolor y reproduce la irradiación dolorosa hacia el muslo. Éste puede ser también el caso del músculo piramidal.

C) *Aponeurosis de los músculos lumbares.* Finalmente, citaremos que algunos autores han examinado al microscopio pequeños fragmentos de aponeurosis lumbar, extraídos como muestra en intervenciones de ciática, encontrando lesiones que corroborarían una isquemia crónica. Este mismo fenómeno en las arteriolas vascularizantes, los músculos y sus envolturas, indican una deficiencia en la vascularización de los músculos lumbares.

7. Lumbalgias y articulaciones sacro-ilíacas. Los médicos de formación osteopática siempre han concedido una enorme importancia a estas articulaciones, llegando incluso a considerar que más de un tercio de las lumbalgias comunes proceden de un bloqueo o de una disfunción sacro-ilíaca. Las mujeres por su anatomía serán las más afectadas por este tipo de lesiones mientras que en los hombres, las superficies articulares se encuentran cubiertas por crestas y depresiones engranadas entre sí protegiendo la articulación. Estas superficies articulares, en las mujeres, son lisas y durante el embarazo, la distensión ligamentosa añadida aumenta la movilidad de ahí que posiblemente determinados dolores lumbares que sobrevienen tras el parto procedan de la articulación sacro-ilíaca.

A pesar de todo, los dolores sacro-ilíacos son, al parecer, poco frecuentes. Por una parte, los signos de lesión sacro-ilíaca no son ni fiables ni reproducibles; por otra, las pruebas de inyección de anestésico en esta articulación no calman más que a un mínimo porcentaje de pacientes. Parece ser que más que de la propia articulación, los dolores procederían del grueso plano fibroso que tapiza la parte posterior de la sacro-ilíaca.

IV. Lumbalgia y entorno

1. La posición sentada prolongada aumenta en un 30% la presión sobre los discos lumbares. Para aquellas personas que pasan muchas horas al volante, además del tiempo en posición sentada, también deben tenerse en cuenta los baches de la carretera y las contorsiones a menudo necesarias que deben realizarse para instalarse al volante. Los conductores de pesos pesados, de autobús o de tractores padecen más dolores de espalda que la media de la población, de hecho, sufren lesiones artrósicas con mayor frecuencia.

Las tareas de la casa, como pasar el aspirador, hacer las camas o cualquier otro esfuerzo de flexión anterior (limpiar la bañera...), poseen las mismas consecuencias.

Por el contrario, las profesiones en las cuales se debe caminar a menudo parecen ejercer un efecto protector relativo sobre los discos lumbares.

Todos estos elementos deben tenerse en cuenta para poder comprender realmente un dolor vertebral.

2. El deporte. Todo el mundo está de acuerdo en que el tenis "no es demasiado recomendable para la columna" y que la natación es "excelente para la espalda", el resto de los deportes son beneficiosos o perjudiciales según los casos. Así, la equitación puede ser excelente a condición de que no se trate de un individuo principiante o sometido a un entrenamiento excesivo; los movimientos sobre la silla se transmiten a las vértebra lumbares y por tanto estimulan el bombeo discal que rehidrata el *nucleus* y el trabajo propioceptivo.

En el golf, es más perjudicial tirar del carrito que golpear la bola. En cualquier caso, cada uno debe encontrar el deporte que más le convenga.

3. Normalmente se recomienda una cama rígida. En efecto, un colchón demasiado blando es incómodo para las personas que padecen lumbalgias. Sobre todo hemos de evitar una cama demasiado vieja (más de 10 años) y tener en cuenta el peso corporal (una persona de 45 kg en un colchón extra firme puede tener la sensación de estar acostado sobre una plancha de hormigón). La mejor cama no debe ser necesariamente dura o rígida sino aquella en la cual nos sintamos cómodos.

4. Fumar favorece el dolor de espalda por diversos mecanismos. El tabaco provoca tos y la tos altera los discos, además la nicotina produce una vasoconstricción de las arteriolas que altera su nutrición y favorece la aparición de discopatías. Finalmente, el tabaco podría aumentar las percepciones dolorosas e incluso favorecer la osteoporosis.

5. Evidentemente la obesidad impone un esfuerzo extra a los discos.

6. El embarazo aumenta la frecuencia de los dolores de espalda. Al final del embarazo, más del 40% de las mujeres se quejan de dolores de espalda, al mismo tiempo, y como factores protectores relativos, aparecen una lordosis poco marcada y una hiperlaxitud articular.

La lumbalgia aparece como el resultado de una compleja alquimia asociando, a diversos grados de diferentes tipos de disfunción vertebral, factores tanto del entorno como los propios del psiquismo de cada paciente.

CAPÍTULO X

TRASTORNOS ESTÁTICOS Y DOLOR DE ESPALDA

"Ponte derecho" es un consejo que todos hemos escuchado e incluso dado alguna vez en la vida. Algunos querrían poder ponerse derechos pero no pueden, es lo que conocemos como un trastorno estático y ya sea una escoliosis, una hipercifosis, una hiperlordosis o incluso una anomalía localizada como la espondilolistesis, estos trastornos son a veces origen de dolores aunque afortunadamente en la mayoría de los casos son soportables e indoloros.

Evidentemente, los individuos que padecen alguna de estas lesiones pueden sufrir, como todo el mundo, dolores de espalda debido a diferentes causas, sin embargo, el médico debe tener en cuenta esta molestia que podríamos llamar estética.

Pensemos en Quasimodo, escoliótico célebre, o en Polichinelle, el más conocido de los cifóticos.

I. La escoliosis (fig. 10)

La escoliosis es la malformación vertebral más conocida. Vista de frente, la columna toma forma de S, pero la deformación es tridimensional en forma de hélice, es decir, existe una ligera rotación de cada vértebra en relación a la siguiente que diferencia claramente la escoliosis verdadera, estructural, de la simple postura escoliótica debida, por ejemplo, a un desnivel de la pelvis (una pierna más corta que otra) o a una postura

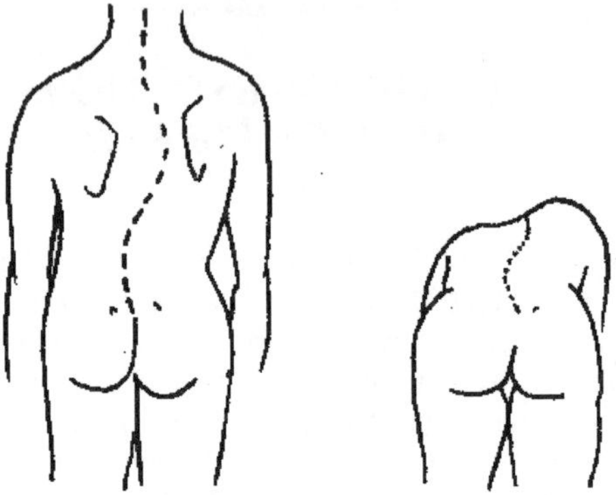

Figura 10: *Escoliosis. La gibosidad aparece cuando el cuerpo se inclina hacia adelante.*

antálgica, ambas mucho más frecuentes. Cuando la escoliosis es importante se traduce en la aparición de una gibosidad (o joroba) que refleja la rotación vertebral.

1. ¿A qué se debe la escoliosis? Determinadas escoliosis son secundarias, es decir, consecuencia de una parálisis de los músculos pero la mayoría de ellas son primitivas y su origen es todavía un misterio. Las hipótesis más sólidas la explican mediante anomalías de funcionamiento de los centros de control postural situados en el cerebro que privarían a la columna de informaciones esenciales para su crecimiento en longitud. Estos centros estarían bajo el control de la glándula pineal, allí conde Descartes situaba el alma humana... Existe un componente hereditario claro y un predominancia femenina aplastante (8 niñas por un niño). Se trata de una afección que se descubre durante la infancia o la adolescencia, antes o después en función de su gravedad.

2. La deformación vertebral se encuentra en estado de constante desequilibrio y tiende a agravarse por el simple hecho del propio peso del cuerpo, en particular en el momento de la pubertad donde se sitúa el pico del crecimiento. Una vez alcanzada la edad adulta, la degeneración se estabiliza relativamente hasta la menopausia en la cual sufre de nuevo una agravación aunque más lenta. Todo depende de los valores de partida y del potencial propio de cada escoliosis, así, una escoliosis moderada puede permanecer estable durante toda la vida mientras que una más importante o evolutiva se agravará progresivamente y, por tanto, creará complicaciones.

3. Los dolores, frecuentes, pueden no tener ninguna relación con la malformación (iguales causas que en los individuos sin escoliosis) o ser directamente causados por ella en cuyo caso los dolores son difusos (tirones musculares o ligamentosos), localizados propios de artrosis (si el dolor se presenta en la concavidad de la curvatura) o de inestabilidad (si se presenta en la convexidad). Por otra parte, una curvatura acentuada puede poner en contacto la última costilla y la pelvis y por tanto causar trastornos asociados.

La intensidad de los dolores es uno de los elementos que se barajan para decidirse por la cirugía, al igual que la carga estética, la importancia de la desviación y su riesgo de posible agravación.

4. El tratamiento varía según el tipo de escoliosis. Las formas más benignas no necesitan ningún tratamiento sino algo de kinesiterapia. En la pubertad, período de alto riesgo, las formas de gravedad media exigen llevar un corsé rígido para evitar su agravación. Una intervención de enderezamiento sólo puede llevarse a cabo cuando se ha alcanzado el crecimiento completo de la columna. Se trata de una intervención pesada que bloquea una parte de la espalda y sólo es aconsejable para las escoliosis importantes (menos de 50º) o muy molestas.

II. La hiperlordosis lumbar

La acentuación de la lordosis lumbar puede ser constitucional o aparecer en la mujer, tras la menopausia. En el primer caso, provoca un aumento de la frecuencia de diversas afecciones del arco posterior tales como artrosis articular posterior, alteraciones del istmo articular, espondilolistesis y todas las posibles causas potenciales de dolor vertebral aunque en contrapartida el riesgo de hernia discal disminuye. En el segundo caso, la hiperlordosis está relacionada con un cierto grado de relajación de los ligamentos y de los músculos abdominales pero las consecuencias son exactamente las mismas. Cabe señalar que esta deformación normalmente es bien soportada y casi diríamos que puede calificarse de cualquier cosa menos de enfermedad.

III. La hipercifosis dorsal

La hipercifosis es una acentuación de la cifosis torácica y sus causas obedecen a tres orígenes diferentes.

1. Hipercifosis por asentamiento vertebral osteoporótico. La osteoporosis se define como una disminución de la cantidad de hueso en un volumen dado, como si en el gruyere los agujeros hubieran sustituido al queso. Una pérdida ósea de este tipo hace frágiles las vértebras que pueden asentarse bajo los efectos de un mínimo traumatismo o incluso espontáneamente. Un asentamiento vertebral osteoporótico siempre es muy doloroso durante dos o cuatro semanas.

El mejor tratamiento es la prevención de la osteoporosis por hormonoterapia sustitutiva tras la menopausia así como por diversas medidas propias de sentido común tales como mantener un ejercicio físico regular, aporte de calcio en la alimentación y exposición regular y moderada al sol.

2. La enfermedad de Scheuermann. La enfermedad de Scheuermann o distrofia vertebral de crecimiento es una afección de la adolescencia relacionada con un trastorno en el crecimiento de los cuerpos vertebrales. La placa cartilaginosa responsable de este crecimiento sufre una distensión de las fibras de colágeno que acaban rompiéndose y originando la aparición de hernias interesponjosas y una fragilidad y menor crecimiento de la parte anterior del cuerpo vertebral que se deformará en forma de vértice bajo el efecto de los esfuerzos mecánicos y por tanto agravará la cifosis torácica. La tolerancia de esta afección puede ser perfecta pero existen casos en que los dolores son importantes.

Para el tratamiento de esta enfermedad se aconseja la práctica de deportes que conlleven la extensión de la columna, la kinesiterapia puede bastar en las formas de mediana importancia y en las grandes deformaciones, y para conseguir su contención, es obligatorio llevar un corsé durante el crecimiento.

3. La hipercifosis por atrofia muscular ha sido descrita recientemente como afección propia de las personas mayores. Las causas de esta atrofia que afecta exclusivamente a la musculatura vertebral no son del todo conocidas. La cifosis se agrava poco a poco, pudiendo pasar de los 90° y sólo un corsé de contención permite el alivio de los pacientes.

IV. Espondilolistesis por lisis ístmica

Anomalía localizada, la lisis ístmica sólo implica a la unión L5-S1 y se describe como una solución de continuidad en el itsmo de L5, que aparece cuando se empieza a andar o en la práctica de deportes que exigen una fuerte hiperextensión lumbar (gimnasia artística, plancha de vela...). La espondilolistesis puede ser unida o bilateral. En este caso, L5 puede deslizarse progresivamente hacia adelante sobre el disco sacro para acabar estabilizándose tras haber recorrido como media de 1 a 2 cm, constituyendo entonces una espondilolistesis (fig. 11). El istmo es reemplazado por una formación fibrosa de tipo ligamentoso que asegura la estabilidad del conjunto y una vez que el deslizamiento ha tenido lugar, la lesión no suele empeorar prácticamente nunca.

La espondilolistesis es mucho más frecuente cuando existe una lordosis marcada aunque puede aparecer independientemente de cualquier tipo de lordosis normal.

Se trata de una afección que suele ser asintomática aunque también es posible que se acompañe de dolor en cuyo caso la causa depende de la anatomía de la espondilolistesis. En las formas con hiperlordosis, el dolor procede generalmente del arco posterior debido,

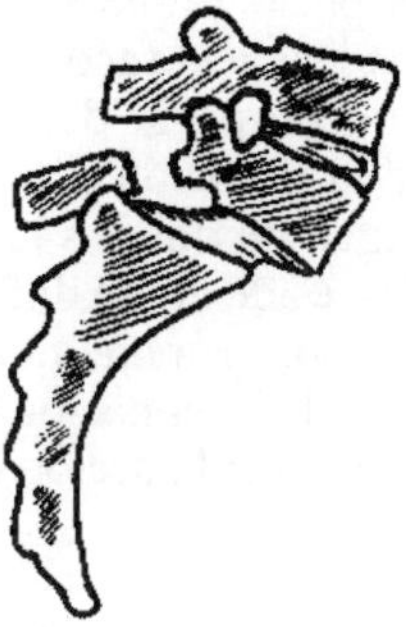

Figura 11: *Espodilolistesis por lisis ístmica.*

por ejemplo, a problemas del istmo articular (o ligamento articular) o artrosis articular posterior. En las formas sin hiperlordosis, el dolor procede del disco que se encuentra deformado y en tensión debido al deslizamiento. Los dos mejores tratamientos médicos son las infiltraciones (del arco posterior o del espacio epidural) y el corsé de inmovilización, por otra parte, la persistencia de los dolores puede justificar una intervención quirúrgica en la cual se reconstruye el istmo o artrodesis L5-S1.

V. Otras malformaciones

1. Malformación del saco dural. La parte baja lumbar, del saco dural, puede dilatarse y llegar a ocupar la totalidad del espacio epidural, en cuyo caso hablaremos de megasaco. Debido a esta dilatación, la grasa, que ocupa este espacio y que sirve de amortiguador entre las paredes óseas y el saco, desaparece de forma que el saco y las raíces que se derivan se hacen mucho más vulnerables a la frotación y a los micro traumatismos y serán el origen de dolores lumbares y ciáticas, a menudo bilaterales, es decir, de difícil tratamiento.

En cualquier caso, proponemos infiltraciones epidurales, para reducir la inflamación local o medicamentosa que puedan reforzar la acción de los filtros medulares del dolor.

2. Anomalías transitorias lumbo-sacras. La presencia de una anomalía transitoria lumbo-sacra, ya sea una lumbalización o una sacralización, no parecen tener influencia alguna sobre los dolores de la espalda. Por otra parte, ni se agravan ni representan protección alguna frente a otras afecciones.

Capítulo XI

DORSALGIAS Y CERVICALGIAS

I. Las dorsalgias

Las dorsalgias comunes han sido, y son todavía, el pariente pobre de la patología vertebral. En los tratados de reumatología sólo le dedican algunas líneas y han sido consideradas como afecciones puramente psicosomáticas, reflejo de un estado depresivo o de dificultades personales. En la literatura anglosajona, la situación es aún más sorprendente, puesto que ni siquiera tiene nombre ni se considera que exista y no se encuentra citada en ninguna de las obras. En cualquier caso, las dorsalgias existen, y su forma más frecuente es la dorsalgia interescapular.

1. La dorsalgia interescapular. La dorsalgia interescapular afecta sobre todo a las mujeres y más especialmente a aquellas que ejercen una actividad en la cual la cabeza permanece inmóvil e inclinada hacia delante (despacho, costura...). El dolor se siente en un punto muy preciso entre los dos omóplatos, a menudo es comparado a una quemadura, a un calambre o a un pinzamiento. Estirando la cabeza hacia atrás, el dolor se alivia, aunque sólo temporalmente pero la reeducación y los antiinflamatorios carecen de efecto calmante. ¿De qué se trata?

Para comprenderlo es fundamental tener en cuenta dos elementos clínicos que fueron descritos por R. Maigne: el punto doloroso interescapular y su relación con la columna cervical.

A) El punto doloroso del que se quejan los individuos con dorsalgias no es una invención del espíritu sino que se sitúa en contacto con la cara lateral de la apófisis espinosa de T4 y la presión a este nivel reproduce exactamente el dolor ("Ha puesto usted los dedos justo encima"). Este punto interescapular es constante y fijo de un paciente a otro, se sitúa a la derecha o a la izquierda de la apófisis espinosa y corresponde a la inserción baja del músculo *esplenio* del cuello (fig. 12). Se trata pues, de un dolor de inserción que suele ir acompañado de una hipersensibilidad de la piel que recubre el omóplato (territorio de los nervios torácicos superiores).

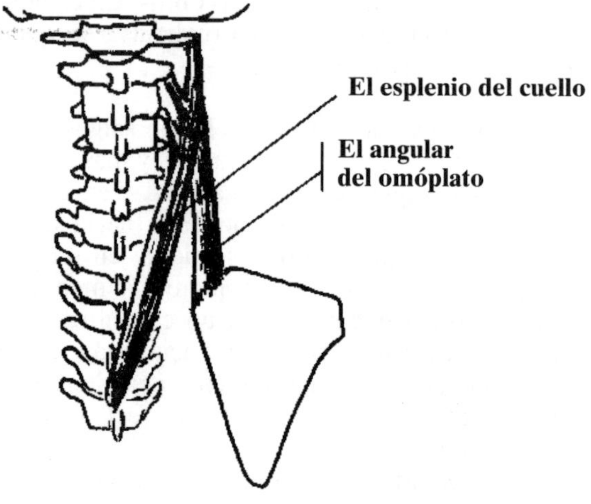

Figura 12: *Dos músculos normalmente dolorosos en las cérvico-dorsalgias: el esplenio del cuello y el angular del omóplato.*

B) El segundo elemento es la presencia de una patología de la columna cervical generalmente en el estadio C5-C6, fácilmente evidenciable mediante el examen segmentario (dolor a la palpación) y que es la causa real de la dorsalgia.

Los neurólogos saben desde hace mucho tiempo que tumores en la médula espinal en la parte baja del cuello producen dolores situados más abajo, es decir, dolores dorsales de la misma forma que un dolor provocado por una discografía cervical o por una inyección articular posterior puede irradiar entre los omóplatos. Lo mismo ocurre en las dorsalgias comunes, de hecho, se trata de dolores que se proyectan a partir de la columna cervical y el tratamiento del cuello (manipulaciones o infiltraciones) alivian la dorsalgias.

La relación anatómica que une el punto interescapular al cuello parece ser el propio músculo *esplenio* cuya inserción baja corresponde al punto interescapular y la alta a las primeras cervicales. A pesar de ser, delgado, poco potente y superficial, este músculo, inervado por las raíces C5 y C6, interviene constantemente en los movimientos de flexión del cuello y se fatiga rápidamente si la cabeza permanece demasiado tiempo inclinada hacia adelante.

Sabemos perfectamente que es habitual notar contracciones musculares o dolores de inserción en los músculos inervados por nervios procedentes de un estadio afectado (síndrome celulomiálgico), así, la dorsalgia común es la manifestación a distancia de una patología de la columna cervical inferior. La dorsalgia también puede ir acompañada de una cervicalgia o incluso no ser más que una discreta irradiación de esta última, en cualquier caso, su tratamiento se dirige obligatoriamente hacia el cuello.

2. Las otras dorsalgias son poco frecuentes. Las otras dorsalgias irradian normalmente, en hemicírculo hacia adelante, al revés que la dorsalgia interescapular de características estrictamente medianas por lo que también se encuentran pequeños esguinces costales o desarreglos mecánicos cuyo dolor se proyecta en el territorio de la rama posterior correspondiente.

Estos nervios sensitivos que se deslizan a través de los tendones de los músculos de la espalda pueden verse comprimidos en su trayecto que además es muy sinuoso. Por ejemplo, la clásica neuralgia intercostal en la cual el dolor irradia a lo largo del nervio intercostal, poco frecuente en patología común, suele aparecer cuando el nervio se encuentra comprimido por un tumor o una pequeña malformación vascular. En otros casos, el dolor está relacionado con un cordón miálgico en uno de los músculos de la espalda mientras que las hernias discales torácicas sólo aparecen muy excepcionalmente.

II. Las cervicalgias

Las cervicalgias son, después de las lumbalgias y las ciáticas, la segunda gran categoría de dolores vertebrales.

1. Examen de una cervicalgia

A) *Las preguntas importantes que se deben hacer al paciente:*

- La o las posiciones que desencadenan o aumentan el dolor, normalmente un trabajo que exija mantener la cabeza inclinada hacia adelante, pero también mantener la atención (que requiere una inmovilidad de la cabeza y por tanto supone fatiga para los músculos del cuello), el hecho de tener frío en la nuca, de dormir boca abajo (posición que impone al cuello una rotación mantenida...).

En ocasiones un traumatismo del cuello ha supuesto el inicio de los dolores.

- La topografía del dolor y de sus irradiaciones es un elemento primordial. Se trata de dolores normalmente lateralizados que pueden decantarse hacia la nuca o irradiar hacia el hombro, hacia el ángulo superior e interno del omóplato o incluso hacia el centro de la espalda, entre los dos omóplatos. En determinados casos, el dolor se sitúa en la parte alta e irradia hacia el occipital e incluso hacia el cráneo.

Por lo demás, el dolor es difuso, bilateral, por todas partes al mismo tiempo y cubre los hombros y la parte alta de la espalda.

- Al igual que para las lumbalgias, el interrogatorio permite una primera aproximación a la psicología del paciente y proporciona información sobre la intensidad del dolor y trastornos ocasionales del sueño.

B) *La movilidad pasiva de la columna debe ser estudiada en las seis direcciones fundamentales.* En general, la rotación y la flexión lateral del lado aquejado disminuyen su amplitud y se hacen dolorosas después de caminar. Una artrosis cervical difusa se traduce en una pérdida global de movilidad en todas las direcciones.

C) *La etapa siguiente es una etapa de palpación de los tejidos musculares y cutáneos.* Los músculos que presentan mayor interés son los siguientes: los músculos de la nuca, el *esplenio,* el angular del omóplato y los trapecios.

- Los músculos de la nuca son, a menudo, la sede de pequeñas contracciones especialmente dolorosas en la zona del segmento afectado o de manera más extensa en altura.
- El músculo *esplenio* del cuello se inserta en su parte baja sobre la apófisis espinosa de T4 y la presión sobre esta zona suele presentar sensibilidad reproduciendo la irradiación interescapular. Las razones de esta sensibilidad han sido explicadas anteriormente (cf. dorsalgias).
- El músculo angular del omóplato se une a las primeras cervicales en el ángulo superior interno del omóplato (fig. 12, pág. 122). Al igual que para el *esplenio*, su inserción baja suele ser muy sensible a la presión y reproduce el dolor del paciente en su irradiación hacia el omóplato ¿Por qué este músculo se encuentra implicado tan frecuentemente? En primer lugar, este músculo, como el *esplenio*, es superficial, se sitúa justo debajo de la piel, su inserción es fácilmente palpable además tiene su mismo origen embriológico y es relativamente delgado y también se fatiga fácilmente en caso de contracción prolongada. Al ser inervado por nervios procedentes de C4, C5 y C6, la presencia de una irradiación dolorosa a ese nivel indica un padecimiento en C4-C5 o C5-C6. En resumen, volvemos a encontrar el mismo mecanismo que el descrito anteriormente para el *esplenio* del cuello.
- El cuerpo muscular de los trapecios de cada lado del cuello presenta sensibilidad en algunas ocasiones. Estos músculos no están inervados por nervios procedentes del cuello sino por nervios craneales en los cuales la presencia de cordones dolorosos podría obedecer a reglas diferentes a las correspondientes a los dolores proyectados (contracción primitiva o hiperestesia).

D) *La palpación de la columna cervical constituye la última etapa del examen.* El paciente debe colocarse tumbado sobre la espalda, posición que asegura una relajación máxima. El médico se situará a la altura de la cabeza, tomando el cuello entre sus manos y palpándolo con la punta de los dedos. Por razones anatómicas, en este caso, sólo es posible la palpación de las articulares posteriores.

E) *No existe examen de la columna cervical sin el estudio de los reflejos ósteo-tendinosos.* Existen cuatro reflejos a cada lado y cada uno proporciona información (por su presencia o su disminución) sobre el estado de funcionamiento de una raíz nerviosa cervical.

2. Pruebas complementarias útiles. Un examen radiológico estándar es indispensable en la mayoría de los casos. Dicho examen comporta un estudio de frente, un perfil, y otra panorámica para conseguir estudiar perfectamente los orificios de conjunción aunque en ocasiones resulta útil una radiografía complementaria de perfil en flexión y en extensión.

Los resultados de las radiografías suelen sorprender a los pacientes cuando oyen mencionar de manera casi constante elementos artrósicos tales como el pinzamiento discal, la osteofitosis, orificios de conjunción disminuidos, etc. Sin embargo, es necesario insistir sobre el carácter normal de la presencia de una artrosis cervical, de hecho, se encuentra presente a partir de los 30 años, afectando en primer lugar a C5-C6 por ser el estadio más solicitado y después al resto de los discos cervicales. Lo anormal aquí es no presentar ningún signo de artrosis de la misma forma que sería anormal no tener arrugas a los 60 años. Desgraciadamente, la razón por la cual determinadas personas no presentan artrosis cervical es completamente desconocida pero también cabe señalar que un cuello radiológicamente sano tampoco está a salvo de los dolores, de hecho, la artrosis, al igual que el dolor, son simplemente la consecuencia de una sobreutilización funcional de un segmento móvil. Estamos frente a una misma causa que produce dos consecuencias que pueden aparecer asociadas.

3. Los diferentes tipos de cervicalgias

A) *Las cervicalgias por acceso congestivo de artrosis afectan en general a las personas mayores.* Se caracterizan por un recrudecimiento nocturno de los dolores y una fuerte restricción de la movilidad cervical en todas direcciones y la inflamación puede afectar a uno o a varios estadios. Este tipo de cervicalgias se mejoran considerablemente con antiinflamatorios, infiltraciones o la aplicación de ondas cortas.

B) *Las cervicalgias crónicas o subagudas comunes afectan a los individuos más jóvenes.* Se trata normalmente de una afección en el estadio C5-C6 y según el factor desencadenante pueden ser más fuertes por la mañana (si se ha dormido boca abajo, si la almohada no es la adecuada, si la nuca o los hombros no se han tapado, si existe una pequeña inflamación...) o al final de la jornada (fatiga, estrés...). Cabe destacar aquí el carácter perjudicial de la conducción de automóviles, por ejemplo, los trayectos largos que contraen la nuca, aparcamientos que exijan demasiada rotación...

Las lesiones anatómicas responsables son menos variadas que para las lumbalgias, así, los dos grandes responsables son las deficiencias de amortiguación discal (discopatías) y las lesiones articulares posteriores o bien las dos al mismo tiempo.

También es importante destacar el papel de la musculatura de la nuca. Hemos visto que estos músculos podían presentar dolor y tensión frente al segmento móvil afectado. Probablemente, esta tensión traspasa los límites de este pequeño territorio para alcanzar en la mayoría de los casos toda la parte alta del cuello, así, cuando la cervicalgia procede de los niveles C5-C6 o C6-C7, se ha demostrado que cerca de las tres cuartas partes de los casos de anomalías de movilidad afectan a las tres primeras vértebras cervicales (la flexión/extensión se realiza a este nivel según trayecto algo diferentes del trayecto habitual). Estas anomalías de movilidad se explicarían por una contracción muscular más difusa que también sería responsable de la rigidez cervical mencionada en los exámenes radiológicos.

C) *Las cervicalgias agudas post traumáticas son desencadenadas por un choque brusco, normalmente un accidente de coche ("golpe en la nuca").* A partir de este choque, todo sale a la luz, desde un dolor moderado debido al despertar de una cervicalgia crónica latente hasta dolores invalidantes y duraderos. Estos últimos son atribuidos a contusiones discales (desgarro o desinserción periférica de las fibras del *anulus* que puede complicarse con la aparición de una hernia o inestabilidad), a fisuras de las placas cartilaginosas o a diferentes lesiones de las cápsulas articulares posteriores. Todas estas lesiones tienen en común la característica de una lenta cicatrización y debido a que las fisuras anulares interrumpen la circulación de los nutrientes procedentes del cuerpo vertebral, son responsables de inducir, además, una degeneración discal. Estas lesiones traumáticas afectan generalmente a varios discos a la vez y a ellas se unen a menudo problemas médico-legales que no simplifican en absoluto el tratamiento.

D) *La tortícolis es muy diferente.* De manera brusca sobreviene un calambre de los rotadores del cuello de un solo lado de manera que la cabeza se sitúa en rotación completa, única posición mínimamente soportable y cualquier movimiento o tentativa de reducción comporta inmediatamente un dolor terrible. Este calambre muscular casi permanente es a la larga agotador y su causa es todavía desconocida aunque determinados casos parecen ser de origen mecánico. Afortunadamente, la tortícolis se cura espontáneamente al cabo de pocos días.

E) *Los dolores difusos de la región cérvico-escapular es otro de los dominios de la patología cervical.*

- En este caso, la columna se encuentra mucho menos implicada. Las pacientes, puesto que normalmente son mujeres, se quejan de dolores que afectan el cuello, alcanzan los dos hombros la cabeza y la espalda, irradian a menudo hacia los dos brazos e incluso en ocasiones llegan a acompañarse de dolores lumbares. En resumen, el dolor se da por todas partes y a ambos costados. Además del dolor, pueden asociarse otros trastornos tales como fatiga y agotamiento, sueño de baja calidad (dificultades para conciliar el sueño, despertares nocturnos, impresión de noches demasiado cortas...).

En el examen anatómico, los puntos dolorosos no poseen la sistematización que habíamos descrito para las cervicalgias crónicas, puesto que todo duele, cualquier punto es doloroso. La columna se presenta indemne a pesar de las exploraciones incluso las más agresivas y los numerosos tratamientos que pueden prescribirse resultan prácticamente inútiles, de ahí que en muchos casos esta afección es tratada como enfermedad psicosomática.

¿De qué se trata? Como acabamos de ver, el cuadro clínico es esteriotipado y esta afección, a la que se ha bautizado con el nombre de fibromialgia o SPID (síndrome poliálgico idiopático difuso), no es de origen vertebral sino que, tras numerosos estudios, se ha llegado a la conclusión de que su origen parece encontrarse en un desarreglo en la percepción del dolor, es decir, las estructuras del sistema nervioso central podríamos decir que "se han estropeado". Experiencias recientes que visualizan la activación cerebral han demostrado en estos pacientes la existencia de un error en la transmisión y conducción de los impulsos nerviosos dolorosos que son orientados preferentemente hacia las regiones del cerebro implicadas en la vida emocional en detrimento de las vías que conducen a las zonas de análisis. Así, la presencia de frecuentes reacciones depresivas no hace más que agravar la situación.

El tratamiento no es ni mucho menos simple, en cualquier caso, es conveniente y muy útil en estos casos explicar detalladamente al paciente las características de su afección, de hecho no hay nada peor que decirle a un enfermo que "no tiene nada" sobre todo cuando en realidad existe la evidencia de que algo pasa... Insistiremos sobre los antálgicos menores, la relajación, la disminución de la tensión nerviosa, el interés por mejorar el sueño y, en los casos más severos, la conveniencia de determinados antidepresivos que poseen una acción inhibitoria de la transmisión de los impulsos dolorosos.

CAPÍTULO XII

LOS DEMÁS DOLORES VERTEBRALES

I. Las cefaleas de origen cervical

De la columna cervical pueden provenir otros dolores diferentes de las cervicalgias. Se trata en particular de la mayor parte de las cefaleas comunes entre las cuales podemos distinguir dos tipos.

1. Las cefaleas de tensión son dolores occipitales bilaterales que sobrevienen en caso de tensión o de estrés. Se trata de la irradiación de una contracción muscular cervical alta.

2. Las otras cefaleas se caracterizan por su unilateralidad fija (siempre se presentan en el mismo lado), su territorio que cubre el correspondiente al de los nervios del cuero cabelludo con una irradiación supra-orbital ocasional y su ritmo de tipo mecánico. El cuero cabelludo se encuentra inervado en su parte posterior y superior por el nervio de Arnold mayor y menor, de ahí el nombre de neuralgia de Arnold con que a veces se denomina a las cefaleas. La parte lateral (por detrás y por encima de la oreja) recibe fibras de la rama anterior de C2 de forma que estas cefaleas son el resultado de un padecimiento de los segmentos móviles cervicales superiores (C1-C2 y C2-C3) y reconocen tres grandes causas a veces relacionadas entre sí. Muy a menudo, la causa se encuentra en una disfunción articular posterior, en otros casos, podría tratarse de una irritación o de una compresión del nervio de Arnold a través de una pequeña arcada tendinosa que este nervio atraviesa en la parte superior de la nuca. La tercera causa ha sido recientemente identificada por los neurocirujanos y se trata de pequeñas varices venosas que pueden desarrollarse alrededor del tronco del nervio en el orificio de conjunción y, en caso de congestión venosa, comprimirlo. Estos dolores pueden distinguirse por su recrudecimiento matinal y por la aparición de accesos dolorosos. Las infiltraciones y las manipulaciones son normalmente suficientes para curar los dos primeros casos. Por último, sólo una pequeña intervención a fin de eliminar las varices consigue resultados sorprendentes, inmediatos y duraderos contra los dolores de cabeza.

3. El diagnóstico de la cefalea psíquica servía sobre todo para enmascarar la ignorancia del médico que lo emitía. Hoy en día este tipo de diagnóstico ya no se estila.

II. Las coxigodinias

El coxis está formado por dos o tres pequeñas piezas óseas añadidas al sacro en las cuales apenas pensamos excepto si sufrimos de coxigodinia o dolor del coxis. Este tipo de dolor aparece solamente en posición sentada y desaparece al ponerse de pie o al acostarse. En este caso, la mujer es también la víctima principal sin que sepamos si el parto puede ser o no una de sus causas. Por otra parte se suele encontrar en el pasado reciente de los pacientes una caída sobre las nalgas, pero también podemos decir que en algún momento de nuestras vidas todos hemos caído sobre ellas.

Normalmente, una coxigodinia no se prolonga más de cinco años, sin embargo, es un consuelo muy pobre para los que sufren de ella y los tratamientos habituales son decepcionantes.

Durante mucho tiempo, las coxigodinias fueron consideradas como dolores psíquicos y hemos tenido que esperar a 1993 para saber que son la consecuencia de una degeneración de los discos coccígeos. El coxis no es una estructura fija sino que se desplaza ligeramente cuando nos sentamos, así, en la persona que sufre de coxigodinia, si practicamos una radiografía en posición sentada y la comparamos con una estándar (tomada de pie o acostado), veremos que esta degeneración se traduce en una luxación temporal o en un hipermovilidad anormal del coxis en prácticamente la mitad de los casos. Las infiltraciones en el disco, las manipulaciones o la ablación quirúrgica son los mejores tratamientos para esta rebelde patología.

Ante la proximidad de esta fecha, 1993, es fácil comprobar que los conocimientos médicos relacionados con los dolores de espalda avanzan día a día y poco a poco.

Capítulo XIII

TRATAMIENTOS PARA EL DOLOR DE ESPALDA (EXCLUIDAS LAS RADICULALGIAS)

Es fácil deducir, ante la lectura de todas las posibles causas de dolores vertebrales, que el tratamiento no puede ser general ni esteriotipado para todos los tipos de afecciones vertebrales. Todo depende de la localización del dolor, de su causa, de su intensidad y de los factores que lo favorecen.

I. Los tratamientos medicamentosos

1. Fármacos por vía general

A) *Los antiinflamatorios no esteroides (AINE) son los más prescritos entre los medicamentos para el dolor de espalda.* Su eficacia, sin embargo, no es total más que para los dolores artrósicos tanto cervicales como lumbares. En el resto de los casos, los resultados son más modestos y es aconsejable detener cualquier tratamiento que tras unos días de prueba no demuestre una eficacia clara.

B) *Los antálgicos poseen una eficacia variable.* Normalmente no poseen efectos secundarios y pueden ser probados sistemáticamente ante cualquier dolor mientras éste no sea demasiado agudo.

C) *Los decontracturantes musculares son normalmente productos derivados de los tranquilizantes.* Son eficaces sobre todo en caso de cervicalgia aguda.

2. Infiltraciones. El principio de una infiltración es inyectar un medicamento, normalmente un derivado de la cortisona, en contacto con la estructura que queremos tratar, consiguiendo así disminuir su difusión en el organismo además de alcanzar una concentración *in situ* mucho más alta y por tanto más eficaz.

A) *Las infiltraciones en el espacio epidural lumbar* permiten alcanzar la parte posterior de los discos, sede de la patología discal, sin necesidad de penetrar en su interior. De esta forma, el medicamento se difunde también en contacto con las raíces, de ahí el interés de este tipo de inyecciones en el caso de que aparezca una irradiación ciática.

Las vías de acceso de la infiltración pueden ser dos: inyectando entre dos apófisis espinosas o bien en la punta del sacro. La primera técnica posee el riesgo de cefaleas por punción accidental del saco dural, y aunque el riesgo es pequeño (1 sobre 100), las cefaleas, muy molestas, pueden durar hasta quince días si no se hace nada para evitarlas. Para ello basta un tratamiento simple, el taponamiento sanguíneo (inyección de sangre venosa en epidural que, al coagularse, obtura el orificio de punción) permite detenerlas definitivamente al cabo de diez minutos. La segunda técnica no posee este inconveniente y asegura una mejor difusión del medicamento.

B) *Las infiltraciones articulares posteriores* pueden realizarse en la misma articulación (bajo control radioscópico) o en su superficie, permitiendo al medicamento difundirse por un igual alrededor de la rama posterior y del arco posterior. Se trata de una punción relativamente simple que puede realizarse en todos los niveles de la columna.

D) *Otras estructuras que pueden ser también inyectadas:* ramas posteriores cutáneas en caso de compresión sobre la cresta ilíaca, ramas posteriores lumbares si se supone una irritación a nivel de la apófisis articular, infiltraciones de una raíz nerviosa en el orificio de conjunción, puntos detonantes en los músculos, inserciones musculares dolorosas (especialmente en las cervicalgias), infiltraciones intradiscales... La lista es muy larga.

D) *El uso correcto de una infiltración.* Una infiltración bien hecha no tiene por qué ser dolorosa, en cualquier caso, si es necesario, una pequeña anestesia local será suficiente para evitar el más mínimo dolor. Una infiltración no es "peligrosa", al contrario, permite utilizar pequeñas dosis de antiinflamatorios, sin embargo, estas dosis pueden ser acumulativas, especialmente con determinados productos de efectos retardados en cuyo caso es preferible no realizar más de tres infiltraciones en un mes. Finalmente, las infiltraciones sólo poseen un efecto suspensivo y aunque muchos pacientes creen que no mejoran, su efecto es verdaderamente curativo.

Los dolores vertebrales tienen normalmente como base una inflamación que es automantenida por las reacciones del organismo, además es nociva y su presencia impide la curación.

II. Las manipulaciones vertebrales

Un gran número de dolores vertebrales pueden ser aliviados parcial o totalmente, y a menudo de forma duradera, mediante manipulaciones vertebrales.

La manipulación es un gesto que, a partir de una posición determinada (la puesta en tensión), impone a uno o varios segmentos vertebrales una rotación, una flexión, una extensión o una combinación de todas ellas utilizando un brazo de palanca de diferente longitud.

Este movimiento separa las superficies articulares posteriores entre sí, sin embargo, esta separación es muy particular puesto que es mucho más rápida y mucho más seca que el gesto que la ha provocado. Lo mismo ocurre cuando arrancamos una ventosa de una pared, estiramos de ella mediante un gesto progresivo pero la ventosa se desprende bruscamente. Esta extremada rapidez está relacionada con el fenómeno de la cavitación, la separación se produce al mismo tiempo que los gases disueltos en el líquido articular se reúnen en una burbuja de vacío formada en ese momento. Esta reunión se acompaña de un pequeño crujido cuyo mecanismo es proporcionalmente igual al ruido de un disparo. De esta forma, la apófisis articular posterior comunica su movimiento seco a toda la vértebra y aparece como el motor de la manipulación.

A partir de este momento, pueden apreciarse principalmente dos efectos:

- En el disco, la presión desciende bruscamente y puede hacerse negativa durante el tiempo de la maniobra.
- Los músculos paravertebrales son estirados primero lentamente (durante la puesta en tensión) y después de forma seca.
- Existen hipótesis sobre efectos posteriores a la manipulación, en particular, el desplazamiento de una parte del *nucleus,* es decir, una hernia pasajera o de la propia vértebra en relación con la posición anterior a la manipulación.

Estos conceptos permiten comprender mejor los tres tipos de manipulación posibles que además pueden asociarse entre sí.

1. Las manipulaciones pueden curar lesiones específicas. R. Maigne las bautizó Desarreglo Intervertebral Menor (DIM), entendiendo por DIM un una alteración de todo el segmento móvil del cual no podemos identificar la causa precisa. En relación a las DIM se han emitido diversas hipótesis, entre ellas el bloqueo de la vértebra en mala posición (como consecuencia de un mal movimiento en caso de inestabilidad discal o de engranaje de las crestas cartilaginosas sobre las apófisis articulares o simplemente por una simple obturación cuando las crestas no presentan la configuración necesaria para asegurar el movimiento que les es impuesto en la charnela torácico-lumbar, por ejemplo), obturación de una franja sinovial en la articular, bloqueo de un aparte del nódulo en mala posición, distensión del *anulus*..., todas estas lesiones, además, permanecen inamovibles debido a la contracción muscular. Se puede añadir, en caso de ciática, el desplazamiento posible de la hernia en alguna fracción de milímetro, en una zona sorda separada de la raíz.

2. Las manipulaciones podrían actuar sobre uno de los componentes de una lesión compleja. Éste es el caso particular de los dolores y contracciones musculares que acompañan a numerosas cervicalgias o lumbalgias de origen discal o articular posterior. El estiramiento brusco de un músculo contraído lo relaja y lo flexibiliza y además pueden eliminarse las adherencias inflamatorias en el disco o las apófisis articulares. Estamos, sin embargo, ante meras hipótesis.

3. Tercera hipótesis, las manipulaciones desprovistas de efectos sobre las lesiones en sí mismas podrían

tener simplemente un efecto puramente antálgico. Este fenómeno es conocido por los neurofisiólogos con el nombre de contra-estimulación, por ejemplo, ante un dolor de muelas, si alguien nos golpea o nos pisa el pie, este segundo dolor anulará el primero. Trasladado al dolor de espalda, el mecanismo es idéntico: la manipulación, aunque indolora, estimula las fibras nerviosas sensitivas por el efecto del estiramiento brusco que conlleva y puede calmar el dolor de espalda sin intervenir en ninguna de sus componentes.

4. Finalmente, el efecto placebo de las manipulaciones existe como para todo medicamento, incluso el más activo. Acción psicológica de persuasión, voluntad inconsciente del paciente de "complacer a su médico", evolución espontánea del dolor que acaba por remitir sin ayuda, el efecto placebo podría representar del 30 al 50% de las mejoras y curaciones observadas en patología vertebral. La única manera de saber si las manipulaciones son más que un placebo consiste en compararlas a un verdadero placebo sin que el médico ni el paciente estén al corriente del tratamiento administrado, se trata del principio de los estudios que utilizan lo que llamamos "doble ciego". En este caso, el placebo debe provocar en el paciente el efecto de una manipulación, si es posible con un ruido que cruja. Un placebo tan difícil de concebir sólo ha podido ser realizado con falsas fisioterapias (falsas tracciones, aparatos trucados...). Aunque la elección de los pacientes y de los protocolos a seguir pueda ser criticable, existe, indiscutiblemente un efecto propio correspondiente a estas falsas maniobras. En cualquier caso, y en un futuro próximo, se hace indispensable establecer estudios y evaluaciones más profundos sobre sus resultados.

III. Las contenciones

La inmovilización de una región inflamada o dolorosa es un excelente tratamiento. Aparte del reposo en cama a veces impuesto por la extrema intensidad del dolor, la contención lumbar puede llevarse a cabo mediante un lumboestático rígido o un cinturón especial mientras que para el cuello utilizaremos la minerva o el collarín flexible.

1. El lumboestático rígido está realizado a base de bandas de resina o de yeso, abierto por delante para poderlo retirar. Este artefacto se utiliza sobre todo para los dolores agudos (lumbago, ciática) y debe ser llevado por el paciente durante tres semanas, por la mañana y por la noche. Su interés obedece a tres razones importantes: en primer lugar, la inmovilización aporta una antalgia evidente; por otra parte, el corsé impide los gestos o movimientos susceptibles de desencadenar el dolor obligando a elaborar gestos nuevos que constituyen el primer paso de una buena educación vertebral; finalmente, la tercera razón es teórica y hace referencia a que de la misma forma que enyesamos un esguince de tobillo, parece lógico inmovilizar la columna lumbar para favorecer los procesos de cicatrización discal. En algunas ocasiones, sobre todo para aquellas personas que desempeñan actividades de fuerza, es conveniente diseñar un lumboestático rígido a medida que además debería llevarse permanentemente.

Cabe señalar que el lumboestático no atrofia los músculos por la simple razón de que los músculos sirven para la verticalización del tronco y el lumboestático no anula esta función sino que simplemente impide el movimiento lumbar.

2. Los cinturones de sostén son realizados en tejido elástico y están provistos de varillas. Estos cinturones no poseen un efecto de contención real sino que simplemente comprimen ligeramente los abdominales ejerciendo un efecto secundario lumbar.

3. La minerva cervical es de hecho un collarín rígido reservado para las tortícolis o para las neuralgias cérvico-braquiales. Su rigidez lo hace muchas veces desagradable de llevar. El collarín cervical flexible, que no presenta este inconveniente, es prescrito con mucha más frecuencia.

IV. La fisioterapia

La fisioterapia agrupa diferentes tipos de tratamientos de los cuales hablaremos a continuación.

El masaje, el más antiguo de todos, posee un efecto sedante, al igual que el calor en todas sus formas de aplicación ya sea fango, infrarrojos u ondas cortas en campo eléctrico. Por su parte, los ultrasonidos comportan una vibración de los tejidos y son utilizados sobre los músculos y los tendones.

De todos estos procedimientos, sólo las ondas cortas en campo magnético han sido evaluadas científicamente mediante un estudio contra placebo que ha probado su eficacia particularmente en los casos de cervicalgias.

V. La reeducación

1. ¿ Qué enfermo de lumbalgia no ha sido enviado en algún momento a una serie de sesiones de reeduca-

ción? El éxito de este tipo de prescripciones está, desgraciadamente y con toda probabilidad, mucho más relacionado con una despreocupación sobre el dolor de espalda que con la eficacia de las sesiones. De hecho, es muy normal ver pacientes (en los dos sentidos de la palabra) que han asistido a numerosas sesiones sin haber aprendido nada, sin embargo, todo hay que decirlo, la reeducación tampoco es una panacea.

Durante mucho tiempo, se ha creído que para prevenir las lumbalgias era necesario trabajar los abdominales, más tarde, se pretendió lo contrario, es decir, trabajar la espalda, pero en cualquier caso siempre sin ninguna prueba que confirmara cualquiera de las dos. A pesar de todos estos cambios, la reeducación sigue siendo indispensable en los casos crónicos ya sea en forma de automatización o de musculación, aunque para el dolor de espalda se trata más bien de educar que de reeducar. Veamos por qué: la reeducación no es un tratamiento sino una prevención y debe dirigirse a los pacientes ya curados o en vías de mejora. Su finalidad es, en principio, que el paciente tome conciencia de su región lumbar, de su posición y de sus movimientos, el proceso siguiente consiste en "automatizar" la columna lumbar en un posición neutra, es decir, guardando la vertical y en equilibrio con el plano de los hombros en cualquier posición. Así, la flexión y la rotación están totalmente prohibidas y, en cambio, trabajar las piernas a través de la flexibilización de las caderas y la musculación de los muslos se hace indispensable. Finalmente, el paciente tendrá que aprender a llevar a la práctica este automatismo en todas las posiciones de la vida cotidiana, tanto al levantarse de la cama como al pasar el aspirador o al levantar un peso. Es fácil comprender que todo paciente aquejado de lumbalgia crónica, acabará beneficiándose algún día de este aprendizaje que no necesita más de 15 ó 20 sesiones. Lo ideal sería que este aprendizaje fuera completado en casa mediante ejercicios cotidianos de refuerzo de la musculatura del tronco.

2. Se han descrito una serie de variantes dirigidas a automatizar la columna lumbar no en posición intermedia sino en cifosis discreta (haciendo trabajar los abdominales en detrimento de los espinosos) para los casos de artrosis articular posterior o de canal estrecho, o en posición de lordosis cuando ésta se muestra antálgica.

3. En los casos de lumbalgias rebeldes que obligan a una ausencia laboral prolongada o bien en individuos que presentan un desarrollo muscular deficiente, se ha demostrado recientemente que un trabajo muscular intensivo de los músculos del tronco (tanto los abdominales como los espinosos) asociado a un aprendizaje de la ergonomía adaptada al entorno laboral proporciona excelentes resultados. Esta reeducación puede llevarse a cabo tanto individualmente como en sesiones grupales.

4. Los educadores de la espalda insisten también sobre la ergonomía (doméstica o profesional) y proporcionan información exhaustiva sobre el funcionamiento de la columna vertebral, sin embargo nada puede sustituir al trabajo activo realizado por los propios pacientes.

5. La reeducación de las cervicalgias se basa en los mismos principios que la reeducación lumbar.

IV. La cirugía

Las lumbalgias en relación con un deterioro discal pueden verse beneficiadas por una intervención quirúrgica que consiste en bloquear el o los discos enfermos soldando entre ellos las vértebras entre las que se encuentran. Se trata de una artrodesis que se realiza con un aporte de hueso esponjoso aplicado sobre las vértebras junto a una serie de placas atornilladas que aseguran la solidez del montaje.

Al bloquear el disco, en principio, no debería volver a presentarse ningún tipo de dolor, sin embargo, los cirujanos y médicos se muestran reticentes a este tipo de intervención. Verdaderamente, se trata de una operación larga y delicada aunque sin ningún tipo de riesgo en particular, sin embargo, la auténtica razón reside en los resultados ya que aunque el 70% de los casos operados presentan mejoría e incluso curación, la intervención aumenta el riesgo de degeneración del disco subyacente a la artrodesis (que debe asegurar por sí solo la movilidad de la columna lumbar baja) y entre el 30% de fracasos, algunos sufren todavía más que antes de la intervención.

Sabemos perfectamente que en determinados casos la lumbalgia no es sólo una enfermedad vertebral sino también un trastorno profundo de la regulación de la percepción de las sensaciones dolorosas mientras que las lesiones lumbares son simplemente moderadas y las microlesiones creadas por la propia intervención se convierten en fuente de nuevos dolores. La solución reside en una prudente selección de los candidatos a la artrodesis que deben caracterizarse, en cualquier caso, por presentar lesiones discales muy evolucionadas y siempre después de comprobar que los tratamientos conservadores no han conseguido ningún efecto significativo y llevar un corsé rígido que alivie al menos parcialmente el dolor (el corsé también ejerce un ligero efecto de bloqueo sobre la charnela lumbo-sacra). Finalmente, el médico debe conocer bien a su paciente, su psicología, y haberlo tratado durante el suficiente tiempo como para poder apreciar el daño real y por supuesto establecer una estrecha colaboración con el cirujano puesto que éste no posee ni mucho menos la totalidad de la información necesaria para decidir.

Recientemente se han propuesto una serie de alternativas a la artrodesis, utilizando ligamentos artificiales para unir las vértebras entre sí. Estos ligamentos fijados al arco posterior, las colocan en lordosis sin llegar a suprimir la totalidad del movimiento. Aunque los resultados son interesantes, aún hacen falta muchos estudios para poder juzgar objetivamente las posibles ventajas de esta intervención frente a la artrodesis clásica.

La prótesis discal es el último descubrimiento de la escalada terapéutica. Se trata de una intervención pesada y no desprovista de riesgos cuyos resultados a largo plazo (rechazos de la prótesis) no se conocen todavía. Esperemos, pues, antes de entrar en juego.

La rizolisis es utilizada para desinervar una o varias apófisis articulares posteriores. Esta idea es originaria de un médico australiano, Rees, que introdujo, a ciegas, un pequeño bisturí oftalmológico en contacto con la columna y raspó concienzudamente el hueso, esperando poder eliminar así las fibras nerviosas. A pesar de producir algunos hematomas, Rees proclamaba un 99% de curaciones, y aunque este porcentaje no parecía demasiado serio, la idea, considerada interesante, fue retomada en los Estados Unidos utilizando una aguja especial introducida en contacto con la rama posterior bajo control radioscópico. El paso de una corriente eléctrica a través de la aguja permite cauterizar el nervio siendo la intervención, realizada bajo anestesia local, prácticamente indolora. Su eficacia real se sitúa alrededor del 60% de mejorías claras aunque el procedimiento, debido a que no ha sido testado en placebo, sigue siendo poco practicado. En esta ocasión, la elección del paciente es también una cuestión primordial y debemos reservar la rizolisis a los pacientes que se han visto aliviados temporalmente mediante infiltraciones articulares posteriores. Los fracasos se explican sin duda por la inervación compleja de estas articulaciones, procedente de diversos nervios al mismo tiempo y también porque el dolor vertebral tiene características multifactoriales. En contrapartida, la rizolisis es totalmente anodina.

VII. Las terapias comportamentales y cognitivas

Nacidas como respuesta a los dolores rebeldes y a aquellos que llegan a provocar disminución, este tipo de terapias grupales tienen como finalidad enseñar a los pacientes a controlar el dolor. Mediante intercambios de información con otros enfermos y mediante un trabajo de introspección, los enfermos aprenden a conocer mejor el dolor y a considerarlo como algo racional.

En las sesiones se les estimula a buscar los factores que aumentan su intensidad (tensión, ansiedad, preocupaciones...) y los que consiguen calmarlo (relajación, pensar en otra cosa...) y a conceder preferencia a estos últimos. Los pacientes aprenden a tomar conciencia tanto de sus propias reacciones como de las del entorno cuando se presenta el dolor y, si es necesario, aprenden a modificar su comportamiento. El apoyo mutuo hace aún más eficaz este verdadero trabajo de decondicionamiento cuyos resultados son, a veces, sorprendentes.

ÍNDICE